U0137137

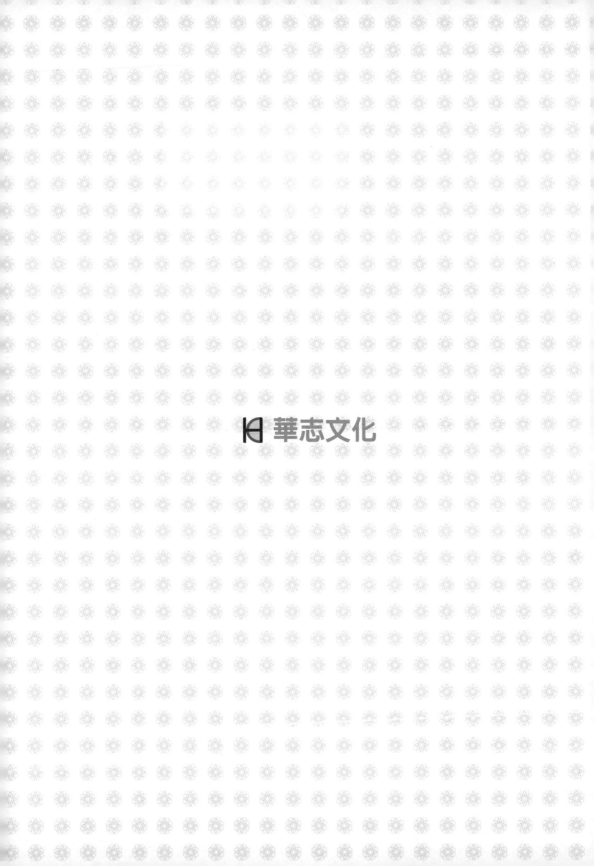

華志文化

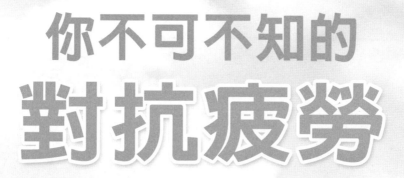

你不可不知的
對抗疲勞
100招

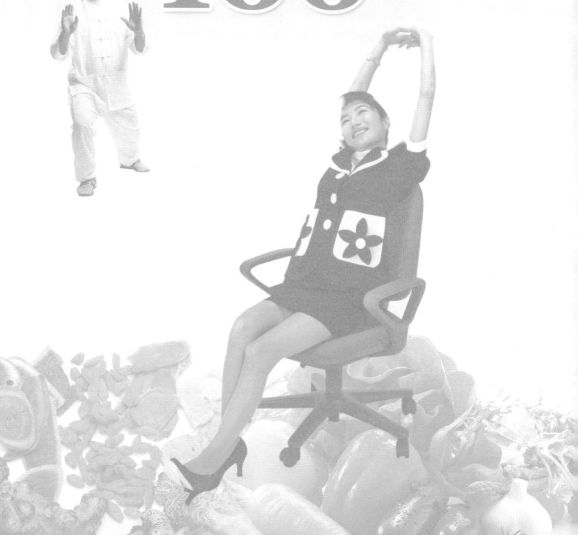

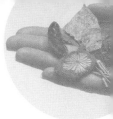

前言

　　疲勞是經過連續工作後身體工作能力下降的一種狀態，它首先產生在大腦皮質，當長時間重複同樣的工作，大腦皮質參加工作的細胞受到頻繁的刺激，產生強烈的興奮，到一定程度時，興奮便會轉為抑制，如果繼續工作下去，這種抑制過程就會加強而導致疲勞。人體若長期處於疲勞狀態而得不到適當的休息，疲勞就會積聚下去而產生過度疲勞，嚴重者中樞神經系統及身體其他系統的機能都會出現失調現象，影響學習和工作。

　　積勞成疾古已有之。現代研究也證明，過度疲勞可以摧殘健康，使生命早夭。如今社會競爭日趨激烈，在要過好日子的願望之下，生活的壓力卻越來越大，疲勞日益成為普遍現象。因忽視其嚴重後果而至釀成大患時，則已悔之晚矣。因此，人們在工作、學習和生活中都要講究勞逸適度，注意防止過度疲勞的症狀出現。

　　適當的休息是消除疲勞的重要方式，休息的方法可分靜止性休息及活動性休息。睡眠是消除疲勞最有效的靜止性休息方法，人每天都要有一定的睡眠時間，使身體各系統及器官可以得到休息。活動性休息指用轉換活動的方式以消除疲勞。長時間的思考工作後應轉換做一些體力活動、四肢活動，因為後一種活動所產生的興奮可以抑制前一種活動所產生的興奮，使前者引起興奮的細胞得到休息。適度的體能活動也是消除疲勞的有效方法。

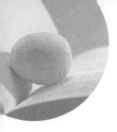

對抗疲勞的方法源於人們的社會實際生活經驗，具體方法有很多，本書從飲食、運動、心理、中醫、生活起居等方面例舉了100個對抗疲勞的妙招，可供讀者在瀏覽時學習使用。祝每一位讀者開卷有益，越活越健康，越活越有精氣神！

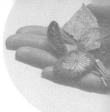

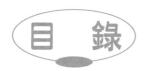

目　錄

飲食抗疲勞妙招

運動抗疲勞妙招

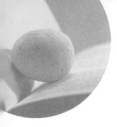

 ## 心理抗疲勞妙招

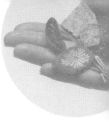

飲食抗疲勞妙招

1 疲勞者的合理營養

　　疲勞，是主觀上一種疲乏無力的不適感覺，很多疾病都可引起疲勞，不同疾病引起不同程度的疲勞，有些疾病表現更明顯，有時可作為就診的首發症狀。養成良好的生活習慣，保持良好的心態、穩定的情緒以及擁有健康的飲食習慣，可以去除疲勞。

抗疲勞的飲食原則

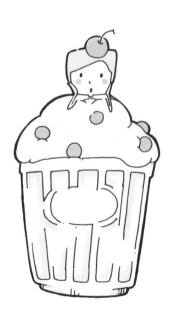

　　疲勞的產生是非常複雜的體內代謝過程，與最重要、最直接供應能量的營養有關。由於長時間體力勞動或腦力活動消耗了大量的熱量，如果不能及時地補充，就會出現疲勞。

　　疲勞後往往伴隨有消化機能下降，食欲減退。為了促進疲勞的盡快去除，必須適當刺激食欲。因此，飲食上必須注意下列幾點：①為補充鹽分，可喝含鹽的美味湯汁或吃鹹味的蜜餞等。②可用牛奶、奶粉、豬肝之類的食物補充維生素和鐵

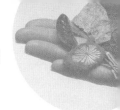

質、無機鹽。③感到筋疲力盡時，可在口中嚼上一些花生、杏仁、腰果、核桃等乾果，這類小食品對恢復體能往往有奇效。因為它們含有豐富的蛋白質、B群維生素和維生素E、鈣、鐵以及植物性脂肪，卻不含膽固醇。④要選用易消化的食品。動物性蛋白質可吃雞蛋、香腸、魚等。蔬菜也是理想食品。⑤在機體疲勞困怠、食欲顯著減退的情況下，主食可改吃麵條、麥片粥之類食品。⑥不要飲用過多的清涼飲料以及冷水、果汁等。⑦食品可添加帶香味的刺激性調料，以增加食欲。⑧增加點心、霜淇淋、巧克力等食品。

注意飲食有節是預防疲勞的一項重要內容。飲食有節是指飲食要有節制和規律，包括飲食量的適度、飲食溫度的適宜及五味的調和。此外，還要因人、因時、因地制宜。因人制宜主要強調了飲食的個體差異性，是指飲食的選擇與每個人的體質、生活習慣有密切關係。如體質偏寒者宜多食溫熱食物，體質偏熱者宜多食寒涼食物，體質偏虛者多食一些有補益作用的食物，體質偏實者則不能多進補益的食物。只有選擇與自己體質相合的食物才會有益於健康，不然會適得其反。

抗疲勞的膳食安排

長時間工作後的疲勞可能與低血糖、高乳酸血症有關。如果飲食不足，長時間工作後難免出現低血糖的症狀，喝一些糖水或含糖的飲料可以迅速緩解。大量的體力勞動後，人體內新陳代謝的產物乳酸、丙酮會蓄積過多，人體體液偏酸性，也會使人產生疲勞感。為了維持體液的酸鹼平衡，可以食用鹼性食物。

不斷補充營養是保持精力充沛的前提。一日三餐既要能提供足夠的熱量，又要能活躍腦功能。早餐應以低脂低糖為主，選擇豬瘦肉、

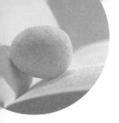
禽肉、蔬菜、水果或果汁、低脂牛奶等富含蛋白質、維生素及微量元素的食物，再補以穀物、麵食為妥。午餐以蛋白質含量高的食物為主，以糖類為輔。雞、鴨、魚肉等食物富含蛋白質，並可分解出大量酪氨酸，進入腦中便轉化為使大腦興奮的多巴胺和去甲腎上腺素等化學物質，可以使人精力充沛。晚餐可讓較多的糖分進入體內，提升腦中血清素濃度，發揮鎮靜作用，以保持心態安寧，並為入睡品質提供良好條件。至於富含蛋白質的食品應適當加以限制，不宜吃得過多。

長期靜坐而工作疲勞時的飲食

長期靜坐的工作方式所造成的消化不良、血脂增高、血管硬化等，最需要水果中的營養物質來化解，但是水果不能隨便吃，吃多了弊大於利。白領們時常精神緊張，容易患潰瘍病，不宜吃檸檬、楊梅、李子、山楂等酸性高的水果。香蕉味道鮮美、質地柔軟，但性寒，容易導致腹瀉，也不宜多吃。

長期在辦公室做文字工作或經常操作電腦的人視力容易下降，維生素A對預防視力減弱有一定效果，每週吃三根胡蘿蔔即可保持體內維生素A的正常含量。

整天待在辦公室裡的人日曬機會少，易缺乏維生素D而患骨質疏鬆，需多吃海魚、雞肝等富含維生素D的食品。

但歸根結柢還是應當注意生活規律，避免過度勞累引起各種疾病。

小叮嚀

人體的疲勞分為生理性與病理性兩大類。疲勞是一種生理現象，在某些時候又是發生疾病乃至嚴重疾病的報警信號。諸如病

毒性肝炎、肺結核、糖尿病、心肌梗塞和貧血等，都能使人感到疲勞。體檢未發現疾病，但疲勞仍然經常出現，說明身體體質較差，應該加強鍛鍊或進行必要的調補。營養不良與睡眠不佳均可引起疲勞，這種疲勞不易清除。因此，如有偏食、挑食、不吃早飯者，應改變不良的飲食習慣；睡眠長期不足或品質不佳者，應採取有效的措施改善睡眠。

妙招 2 疲勞者的進食妙招

濕熱阻滯的疲勞者內有濕熱實邪，如果給他服用人參，等於火上澆油；虛者也應分清屬於氣血陰陽哪方面的虛損，若明明是陰虛而一味壯陽，則加速了患者的陰津耗傷，或是脾虛而補腎，也難見成效。對證進補並不是越多越好，凡事都有個限度，人體最佳狀態是平衡狀態，矯枉過正，同樣會破壞體內的平衡，造成新的疾病。

補充維生素

人感到疲勞時人體內環境偏酸，因此有助於清除疲勞的食品應含有豐富的維生素C、維生素B_1和維生素B_2，因為它們能把體內積存的代謝產物盡快處理掉。紅棗有「活維生素丸」之稱，每500克紅棗中含有維生素C 2.7克，比同等重量的梨子多幾十倍。另外，紅棗中的維生素D的含量也較多。

做文字工作或經常操作電腦的人容易視力下降，維生素A可預防

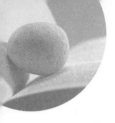

此症，所以要多吃富含維生素A的食物。整天待在辦公室日曬的機會少，易缺乏維生素D而患骨質疏鬆，需多吃海魚、雞肝等富含維生素D的食物。當人承受巨大的心理壓力時，對維生素C的需要將顯著增加，應盡可能多吃新鮮蔬菜、水果等富含維生素C的食物。

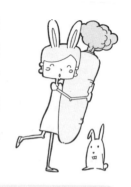

多吃鹼性食物

　　人類的食物可分為酸性食物和鹼性食物。在食物中，含有磷、氯、硫等元素的稱之為酸性食物；含有鈉、鉀、鈣、鎂等元素的稱之為鹼性食物。工作中難免會有不順心，為避免發怒、爭吵，可以特別注意多吃牛奶、優酪乳、乳酪等乳製品以及魚乾、骨頭湯、西瓜、桃、杏、哈密瓜、櫻桃、草莓等，這些食品中含有豐富的鈣質。研究證明，鈣具有鎮靜、防止攻擊性和破壞性行為的作用。酸性食物常含有豐富的蛋白質、脂肪和糖類，可降低血液、體液內的pH。水果、蔬菜一般為鹼性食物，能阻止血液向酸性變化，只有體液呈現弱鹼性才能保持人體健康。人感到肌肉、關節酸脹和精神疲乏，其主要原因是機體代謝過程中產生乳酸性物質。因此，人在疲勞時不宜多吃雞、魚、肉、蛋等，否則會加重疲勞感。相反，新鮮蔬菜、水產製品等鹼性食物能使人體內酸鹼平衡，有緩解疲勞之功效。

　　當食用柿子這類酸性度強的食物時，如果和菠菜這樣的鹼性食物一起食用，就可防止體液的酸性化。勞動過度時，多吃含鹼性的蔬菜、水果，可降低血液和肌肉的酸度，產生中和乳酸的作用，減輕機體的疲勞感。

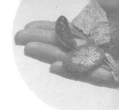

早餐時，許多人愛吃燒餅、油條、饅頭、豆漿，也有人吃些蛋製品、肉食、奶類。雖然上述食物富含糖類及蛋白質、脂肪，但均為含硫、磷等元素多的食物，屬於酸性食品。而蔬菜不僅富含胡蘿蔔素和多種水溶性維生素，還含有很多的鈣、鉀、鎂，屬於鹼性食品。因此，每天早餐要吃的健康就應搭配一些新鮮蔬菜，這使體內保持穩定的酸鹼平衡狀態，有益於身體的健康。

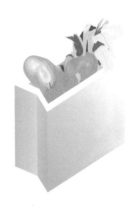

小叮嚀

慢性疲勞綜合症是指由於長期積累的工作、勞動以及心理壓力得不到緩解而造成的以機體疲勞和精神緊張為主要表現的一種症候群。慢性疲勞綜合症是由美國全國疾病控制中心於1987年正式命名的，直到1995年，美國國立衛生研究院才給慢性疲勞綜合症下了明確而具體的定義，人們才逐漸接受慢性疲勞綜合症是一種人體機能混亂現象的解釋。概括地說，如果一個人毫無理由地持續6個月以上或反覆出現疲勞，影響了學習或工作等正常活動，而且不能透過休息來消除疲勞，這種症狀便是慢性疲勞綜合症。慢性疲勞綜合症的臨床表現主要為長期極度的疲勞，同時伴有微熱、咽痛、淋巴結腫大、肌肉酸痛、關節疼痛、神經精神症狀、免疫功能異常等，體檢和常規實驗室檢查無重大發現，免疫實驗室檢查常伴有EB病毒抗體滴度的增高。

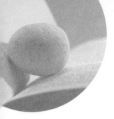

妙招 3 疲勞者要補鈣、鋅、鎂

鈣、鋅、鎂作為人體必需的元素，對生長發育、智力發展極為重要。鈣、鋅、鎂與機體疲勞關係密切，疲勞者需補足鈣、鋅、鎂等元素。

重視補鈣

鈣在人體中99％存在於骨骼和牙齒中，是骨骼和牙齒的主要成分，能促使它們的正常生長。鈣是血液凝固的必需要素，是許多酶的啟動劑。鈣能夠調節心臟和神經的活動，維持肌肉的緊張力。人體缺乏鈣，不僅會患佝僂病和軟骨病，影響骨骼發育，而且會使正在發育的眼球壁——鞏膜的彈性降低，晶狀體內壓上升，致使眼球的前後徑拉長而導致近視。中老年人缺鈣現象也不算少，骨質疏鬆症的發病率較高，導致腰腿酸痛，容易骨折、駝背，肌肉抽搐、乏力等，影響人體活力的抒發。

成年人每日鈣的需要量是800毫克，青春期的少年少女、孕婦及哺乳婦女則需要更多些。有關衛生組織和營養學家的調查報告顯示，人群中有大約60％的人缺鈣，在老年人中發生率更高。缺鈣問題已引起世界性的注意。

鈣的來源非常豐富。含鈣多的食物主要有奶類及其製品、豆類及豆製品、魚類、深綠色蔬菜、蝦皮、海帶、紫菜、蛋黃、瓜子、核桃、花生等。烹調方法得當，如醋煎排骨、酥魚和燉骨頭湯等，也能大大增加鈣的供應量。食物中鈣的含量雖然多，但由於各種原因的影

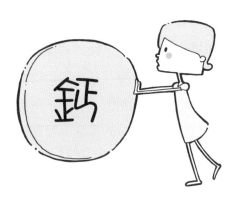

響，常常大部分不能被吸收。其影響主要有：體內缺乏維生素D；草酸和植酸過多，會生成難溶性的草酸鈣和植酸鈣（含草酸較多的有菠菜、竹筍等；含植酸多的是穀類，尤其是蕎麥、燕麥）；磷酸鹽過多，能與鈣生成難溶性的正磷酸鈣，不利於鈣的吸收和利用。所以在飲食中，不能單純補鈣，要注意到這些因素。補鈣應以食物為主，目前市場上鈣補充劑也很多，如果有缺鈣症狀可以選擇使用。

重視補鋅

鋅是人體必需的一種重要元素，它廣泛存在於動植物組織中，是一種具有活性的元素。鋅是許多酶的組成成分，體內有200多種酶需要鋅參與行使其功能活動。鋅參與核酸及蛋白質的合成，對細胞的生長有密切關係。同時，鋅也參與糖代謝，促進創傷的癒合，維持皮膚的正常生長。缺鋅會使幼兒生長發育遲緩、智力低下、營養狀況不良以及免疫缺陷，甚至形成侏儒症。鋅缺乏可影響大腦的思維能力，可引起持續性腹瀉。鋅缺乏可導致目光呆滯，視力障礙。缺鋅雖以兒童為多見，但成人的缺鋅亦不可忽視。

膳食中鋅有20％～30％可被吸收。食物中植酸、草酸、纖維及食物中鐵的含量，會影響膳食中鋅的吸收。蛋白質可促進鋅的吸收。此外，動物性食物中的有機鋅比植物性食物中的無機鋅易於吸收。台

灣是以穀類、蔬菜等植物性食物為主的膳食結構，食物中不僅含鋅量低，而且還含有影響鋅吸收和利用的纖維素和植酸鹽，使鋅的攝取量更顯不足。正常成年人每天需鋅15毫克，婦女因月經及妊娠每天約需25毫克。富含鋅較多的食物有：動物性食物中的豬肝、牛肝、牛羊肉、牡蠣、蛤肉、魚類、蛋類、奶粉；植物性食物中的麥麩、麥芽、玉米、花生、芝麻、黃豆、綠豆、蠶豆、茄子、栗子、白蘿蔔、大白菜等，用蘋果補鋅的效果甚至優於牡蠣。補鋅應當首先從食物上調節，才是長遠之計，如症狀明顯者，可以補充一些鋅製劑。

重視補鎂

鎂是機體內許多代謝酶的啟動劑，能參與鈣和磷的代謝。維持神經的敏感性。人體缺鎂會產生慢性呼吸障礙綜合症、急性腹瀉以及慢性腎功能衰竭和蛋白質-熱能營養不良。表現出情緒不安，易於激動，肌肉震顫，手足抽搐，神經反射亢進，心跳過速和心律不齊等症狀。人的精神緊張與體內缺鎂有密切的聯繫，所以，生活和工作比較繁忙的人應多吃些含鎂較豐富的香蕉、堅果、豆類、綠葉蔬菜、小米、小麥、大麥等。肉和動物的內臟鎂的含量也比較多。奶類含量較少。一般的動、植物混合食物中，有30％～40％的鎂能被吸收。增加鎂的攝入量可以減輕人的焦躁與疲勞，改善人的睡眠。

小叮嚀

人體內微量元素錳、鈷、鉻、銅、硼、鉬、釩等缺乏與代謝失調均會導致機體的疲勞。氟主要分佈在人體內的骨骼及牙齒中，缺氟易引起齲齒和骨質疏鬆症。補充微量元素應以食補為

主。過量的微量元素補充亦會帶來許多不良反應。因此，要注意攝入量的控制。

4 疲勞者要補鐵、硒、碘

鐵、硒、碘作為人體必需的元素，對生長發育、智力發展極為重要。鐵、硒、碘與疲勞關係密切，疲勞者需補足鐵、硒、碘等元素。

重視補鐵

人體內鐵的含量較少，但卻發揮重要的生理作用。人體的鐵主要集中在血紅蛋白內，是血紅蛋白的重要組成部分，能參與體內氧和二氧化碳的運送，是細胞色素氧化酶、過氧化氫酶等組織呼吸酶的成分。若人體長期缺鐵或鐵的吸收受到限制，會產生缺鐵性貧血；缺鐵會造成組織器官缺氧，導致乏力、氣短、嗜睡，腦缺氧會引起腦力下降，健忘。缺鐵會減弱免疫機制，降低抵抗力。造成缺鐵較為常見的原因是：兒童長期偏食，營養不良，或胃腸功能障礙吸收不良；出血過多，尤其是婦女月經過多、產後失血；因懷孕與哺乳鐵的需要量增加，亦易造成缺鐵；慢性、消耗性疾病也會出現缺鐵徵象。

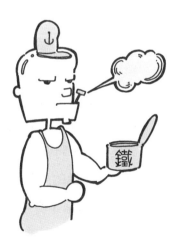

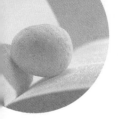

含鐵較豐富的食物有：動物的肝、腎，蛋黃，豆類和一些蔬菜。乳製品裡的含鐵量較少，牛奶的含鐵量更低。長期用牛奶餵養的嬰兒應補充鐵含量較豐富的食物。在日常生活中，應注意在膳食中供給富含鐵的食物，如肝、瘦肉類及其製品、大豆製品以及綠葉蔬菜等。同時應多吃富含維生素C的食品以促進鐵的吸收，如飯後能吃些柑橘、鮮棗、番茄、山楂等。瘦肉類製品不但所含鐵易於吸收，而且還可以促進植物性食物鐵的吸收。對青年期女子，月經來潮後尤其要注意飲食種類的多樣化，每天供給足量的鐵。

重視補硒

硒是人體必需的微量元素之一，有其獨特功能，是心臟代謝不可缺少的元素。人體對從胃腸道攝入的食物中硒或可溶性硒化物，都有較高的吸收率。在機體內，硒參與輔酶A的合成，是人體紅血球穀胱甘肽過氧化物酶的組成部分；它還能刺激人體免疫蛋白及抗體的產生，增強機體對疾病的抵抗力。缺硒能使心、肝、腎、肌肉等多種組織發生病變。硒缺乏會引起晶狀體透明度下降，視物模糊，甚至導致白內障。最近幾年，硒特別受到人們的關注，因為它具有多種有益的功能。雖然研究時間不長，科學家們已肯定微量元素硒可以防治癌症，保護心臟，預防射線輻射損傷和性功能衰退，防止衰老等。硒是人類胚胎發育過程中的必需物質之一，在人體發育及成年時期均有重要作用。如果缺硒，將會給人們帶來重大性的疾病。

據研究，硒的生理需要量為每天50微克，適宜攝入量為50～250微克/日。在我國除少數含硒量較高的地區外，其他地區人體每日硒攝入量一般都不足。在飲食中，一般化合物和海產品都含有較高的硒，芝

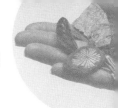

麻和麥芽是含硒最豐富的兩種植物食品,而海產品中蝦類、胡瓜魚等也含有較高的硒。在肉類食品中含硒量較高的是腰子和肝,尤其是腰子的含硒量為肝臟的4倍。蔬菜中含硒量高的不多,含硒高的食品有大蒜、蘑菇、蘆筍等。黑色食品,如黑米、黑豆、紫莧菜、黑芝麻和黑木耳等之所以能熱銷市場,就是因為它們含有豐富的硒。

重視補碘

碘是人體正常代謝中不可缺少的物質,它在人體內雖然含量只有25毫克左右,但卻能發揮重要的生理功能。碘是組成甲狀腺素的重要成分。甲狀腺素能調節人體的熱能代謝和三大營養素的合成與分解作用,促進機體的生長發育。人體缺碘,會給甲狀腺素合成帶來困難,導致一系列生理反應:孕婦缺碘會產生畸胎、死胎,使胎兒生長遲緩,造成先天不足的智力低下或癡呆,引起神經運動功能障礙,體格發育遲緩,甚至導致克汀病(呆小症)。飲食和飲水缺碘是引起地方性甲狀腺腫大的基本因素。

人體所需要的碘,主要來源於飲水、食物和食鹽。海洋中的海帶、紫菜、海產魚、蝦、蟹和海鹽都含有豐富的碘。一般來說,成年人每日的碘需要量為100～150微克;孕婦、乳母和青少年供應量可適當增加。在日常生活中,應廣泛採用加碘食鹽,多食海產品,適當調劑食品營養,以預防缺碘性疾病。

小叮嚀

疲勞是一種信號,它提醒人的機體已經超過正常負荷,應該進行調整和休息。如果長期處於疲勞狀態,不僅會降低工作

效率，還會誘發疾病。有的人經常疲憊不堪、無精打采、哈欠頻頻、煩躁、易怒、腰酸、背痛、頭暈、眼花、失眠、嗜睡、神經衰弱、全身乏力、神志恍惚、食欲不振，長期疲勞卻查不出明確的原因，雖經常服用健腦安神、開胸順氣等藥物，而全身倦怠的症狀卻始終得不到改善。這就是一種典型的疲勞狀態，應特別注意。

妙招
5 飲食抗疲勞妙招

　　精心地安排好飲食生活，自覺地改善飲食條件，將有助於我們保持充沛的精力和健康的體魄。

選對抗疲勞的食物

　　從小麥胚芽中提取的麥芽油是一種抗疲勞食品，它含有二十八碳醇以及維生素E、亞油酸等，可增加機體的活動耐力而抗疲勞。

　　蛋白質是抵禦疲勞最有效的食物，為了增強身體的抵抗力，平常就應注意攝取高蛋白質食品。日本的營養學家認為，腐竹、鱔魚、涼拌菠菜等是消除疲勞的最好的食品，其中除鱔魚是酸性食物外，其餘都是鹼性的，並且這幾種食物都含有大量的維生素，能夠保證機體營養的供給。

　　疲勞與食物中的色氨酸含量相關。色氨酸是腦組織中必需的胺基酸之一。大腦細胞的活動、資訊的傳遞，主要表現為神經衝動，當人進行思維活動時，就需要透過高級神經細胞衝動的連續傳遞來完成，

這種傳遞需要色氨酸的幫助。色氨酸攝入不足，就會抑制大腦思維活動及興奮，使人產生疲倦感，表現為神情淡漠、抑鬱、應激反應降低、注意力和記憶力減退。因此，平時應注意多吃一些含色氨酸相對較多的食物，如白米、大豆、薯類、黑芝麻等。

進行長時間的體力勞動之前，應攝取脂肪較多的食物，這樣可以防止由於熱量消耗而出現的疲勞。

腦力勞動和精神極度緊張所造成的疲勞，可以攝取適量的糖，如砂糖、牛奶糖、麥芽糖、蜂蜜等，少量地喝點甜酒也有效用，這些可以抑制腎上腺素的分泌，使人更好地進入夢鄉，消除疲勞。

飲食緩解旅遊疲勞

外出旅遊常使人感到疲勞，體力不支。一個人如果經常處在疲勞情況下，會引起機體抵抗力下降，可出現頭暈、失眠、精神緊張、乏力、記憶力下降等現象。消除疲勞，除了合理安排旅遊計畫，量力而行外，合理飲食也非常重要。

人在疲勞的時候，應該適當多吃一些鹼性的食物，如海帶、紫菜、各種新鮮蔬菜、各種水果、豆製品、乳類和含有豐富蛋白質與維生素的動物肝臟等，這些食物經過人體消化吸收後，可以迅速地使血液酸度降低，中和平衡達到弱鹼性，使疲勞消除。另外，也可喝熱茶消除疲勞，茶中含有咖啡因，它能增強呼吸的頻率和深度，促進腎上腺的分泌而達到抗疲勞的目的。咖啡、巧克力也有類似作用。B群維生素和維生素C有助於把人體內積存的代謝產物盡快處理掉，食之能消除疲勞。也可喝活性水，活性水中含有大量的氧氣，能快速緩解機體的疲勞感。在沒有活性水時，喝點純淨水也會有同樣效果。

適當飲用茶和咖啡

茶葉對預防和治療人體多種疾病都有益處，被認為是世界最佳飲料。茶葉中含蛋白質、脂肪、維生素、茶多酚、咖啡鹼和脂多糖等近300種成分，具有營養調節功能，可發揮多方面的保健和藥理作用。茶有很好的解除疲勞、抗氧化、抗衰老、增強免疫功能、改善心血管功能、抑菌、消炎及治療肌無力等作用，但由於其中咖啡鹼的存在，疲勞者持續失眠和發熱患者忌用，另外其他人飲用時也應避免晨起空腹或睡前飲茶。

咖啡也有一定的抗疲勞作用，因其含有咖啡因，對大腦神經有刺激作用，能增強呼吸的頻率和深度，促進腎上腺素的分泌而達到抗疲勞的目的。咖啡因還能改善機體的反應，增強機體活動的技巧和靈活性。

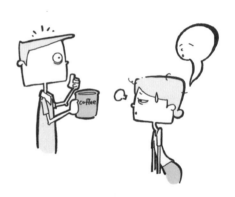

小叮嚀

疲勞是用腦過度和睡眠不足。調查發現，用腦過度已嚴重地危及到了人們的健康水準。許多人在大腦疲倦初起之時，喜歡採用一些使大腦興奮的措施來刺激自己，以便能夠繼續工作或學習，如大量地抽菸、喝濃茶、飲烈酒以及用涼水沖腦袋等等。西方人的辦法也大同小異，如抽雪茄或香菸、飲用咖啡或攝入其他具有興奮作用的物質等。實際上，除非所用的方法和物質確實能

夠改善腦細胞的生理過程，促進腦細胞的疲勞修復，否則都是不合適甚至是危險的。因為如果人們常用興奮大腦的方法強迫大腦繼續工作，則會加重心理疲勞，加重腦細胞的損傷。

妙招 6 抗疲勞巧選五穀雜糧

通常說的五穀雜糧，是指稻穀、麥子、大豆、玉米、薯類，而人們習慣性地將米和麵粉以外的糧食稱作雜糧，所以五穀雜糧也泛指糧食作物。故通常認為，五穀是糧食作物的統稱。選對五穀雜糧也是可以抗疲勞的。

豆類食品

鐵質是產生人體能量的主要成分，它擔負著向人體器官和肌肉輸送氧氣的重要任務。因此，如果人體內缺乏鐵質，就會導致貧血，使人感到頭痛、乏力。雖然豬肝和瘦肉是鐵質的最佳來源，但經常吃一些紅豆、黑豆或黃豆，也能產生補充鐵質的作用，有效地改善疲憊、無力的狀況。

豆豉性寒，味苦，具有解表清熱、透疹解毒、促進食欲等功效，適用於外感風寒及心胸煩悶等。日本有人做過試驗，證明經常食用豆豉有十大好處：助消化，除疾病，減慢老化，增強腦力，提高肝臟解毒功能，防治高血壓，消除疲勞，預防癌症，減輕醉酒，解除病痛等。豆豉甜香味美，作為調料不僅能增加風味，亦促進食欲，是常見

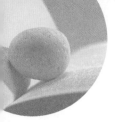

的調料，用作調料時可添加在肉、魚、蛋、雞、鴨等菜肴中。

玉米

玉米性平，味甘，具有益肺寧心、調中開胃、降濁化痰、清熱利尿等功效，適用於慢性疲勞綜合症、腎炎、水腫、肝炎、高血壓、膽囊炎、膽結石、糖尿病、腸炎、痢疾等病症。現代研究證明，玉米中含有維生素E，能防止大腦功能退化，增強記憶力、體力和耐力，延緩衰老。食用玉米時應注意，切勿食用受潮黴變之品，因其會感染黃麴黴菌，該菌產生的黃麴毒素有明顯的致癌作用。

白米

白米性平，味甘，具有健脾和胃、益精強志、益氣除煩、聰耳明目、緩和五臟、生津止渴等功效，適用於慢性疲勞綜合症及各種虛弱等。白米可煮粥、乾飯、蒸飯，也可炒米，磨成粉製成糕點。在藥膳製作中，白米常與各種藥物配伍煮粥，以防治各種疾病，如與具有補益功能的人參、黃耆、山藥、黃精等煮粥食用。

燕麥片

燕麥片性溫，味甘，具有補益脾胃的功效，燕麥片是一種富含膳食纖維的食物，能量釋放緩慢而又均衡，可使人體血糖量一直維持在較高狀態，因而不會很快感到饑餓且精神飽滿。燕麥所含有的類脂酶、磷酸酶、糖苷酶等多種活性物質，有延緩細胞衰老和抑制老年斑形成的功能。

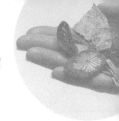

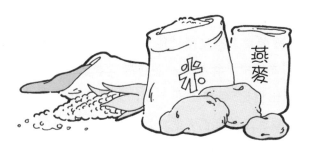

黑芝麻

　　黑芝麻性平，味甘，具有滋養肝腎、潤燥滑腸、益氣力、長肌肉、補腦髓等功效，適用於慢性疲勞綜合症、神經衰弱等病症。現代研究顯示，芝麻中含有多種抗衰老物質，如油酸、亞油酸、亞麻酸等不飽和脂肪酸。芝麻中含有豐富的維生素E，有清除生物膜內產生的自由基的功能，從而可阻止生物膜被氧化，有助於緩解神經系統症狀。

馬鈴薯

　　馬鈴薯性平，味甘、辛，具有和中調胃、健脾益氣等功用，適用於慢性疲勞綜合症、習慣性便祕等病症。現代研究顯示，馬鈴薯對消化不良的治療和利尿有特效，還有防治神經性脫髮的作用。馬鈴薯中所含的膳食纖維有促進胃腸蠕動和加速膽固醇在腸道內的代謝，可治療習慣性便祕和預防血膽固醇增高。

小叮嚀

　　越來越快的都市節奏使疲勞成為一種病前狀態和致病因素，已經籠罩到越來越多的個人，結果將使個人和整座城市的工作效率受到影響。抽樣調查發現，18～45歲的中、青年中，有將近

1/3的人長期處於不同程度的疲勞狀態。其中眼疲勞患者比例高達47.1％。疲勞使人體免疫功能下降，使疾病發生率上升。據調查，30～50歲的中、青年中，脂肪肝患者已達11.2％；10～30歲的腫瘤患者比例比5年前上升了近10個百分點。這兩種疾病都與疲勞過度又缺乏運動有很大關係。

妙招 7 抗疲勞巧選蔬菜

蔬菜是人們日常飲食中必不可少的食物之一。蔬菜可提供人體所必需的多種維生素和礦物質。

菠菜

菠菜性涼，味甘，具有利五臟、通腸胃、開胸膈、下氣調中、止渴潤燥等功效，適用於慢性疲勞綜合症、衄血、便血、貧血、大便澀滯、小便不暢、肺結核、高血壓病、糖尿病、夜盲症等病症。多食用菠菜等富含鎂的食物，滿足人體對鎂的需求，可以增加肌肉的力量。菠菜中含有輔酶Q10和豐富的維生素E，因而具有抗衰老作用。

蘿蔔

蘿蔔性涼，味辛、甘，具有消食順氣、醒酒化痰、治喘止渴、利尿散瘀和補虛的功效，適用於食積脹滿、咳嗽多痰、胸悶氣喘、消渴、吐血衄血、痢疾、頭痛等症。現代研究顯示，蘿蔔中含有一種干

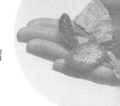

擾素誘生劑，具有提高人體免疫功能的作用。蘿蔔還具有抗菌作用，尤其是對革蘭氏陽性菌最為有效，並可抗真菌。蘿蔔的理氣作用特強，正在服用人參等補氣藥物者不宜食用蘿蔔。

芹菜

芹菜性涼，味甘、苦，具有醒腦健神、潤肺止咳、破瘀散結、消腫解毒、降血壓等功效，適用於尿血、頭痛、高血壓病、糖尿病、失眠、帶下、產後出血等症。現代研究顯示，芹菜的芳香及辛味能提神健腦、潤肺止咳、醒胃健脾、增進食欲。常吃芹菜對慢性疲勞綜合症、高血壓、動脈硬化、神經衰弱及缺鐵性貧血等有輔助治療作用。脾胃虛弱、消化吸收不良、大便稀溏不成形及消化性潰瘍患者宜少食芹菜。

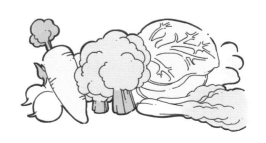

花椰菜

花椰菜性平，味甘，具有補腦髓、利五臟、開胸膈、益氣力、壯筋骨、消除疲勞等功效。現代研究顯示，花椰菜中含有較豐富的維生素U，對防治消化道潰瘍有良好作用。花椰菜中含有多種吲哚類衍生物，能增強機體對致癌物質苯並芘和甲基苯蒽的抵抗能力，因而具有抗癌功效。為減少花椰菜中維生素和吲哚類物質的損失，烹調時應注意加熱時間不宜過長，宜用急火快炒。如採用水汆或過油的方法，讓其斷生再放入炒鍋顛翻幾下，調味後迅速出鍋，能較好地保持其營養成分和清香脆嫩的特點。

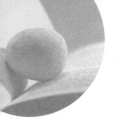

高麗菜

　　高麗菜性平，味甘，具有利五臟、調六腑、填腦髓的功效，適用於消化道潰瘍、動脈硬化、膽石症、便祕、慢性疲勞綜合症等。現代研究顯示，高麗菜中的鉀鹽比鈉鹽多很多，因而可阻止體內液體瀦留，有利於消除疲勞。高麗菜中含有維生素E，是一種抗衰老的成分，能促進細胞分裂，減緩人體衰老進程，產生延壽的作用。

山藥

　　山藥性平，味甘，具有健脾開胃、補氣養陰、止瀉澀精等功效，適用於身體虛弱、慢性腸炎、腎氣虧損、盜汗脾虛、甲狀腺機能亢進等。在歷代本草中山藥均被視為補中益氣之佳品，是傳統的延年益壽、駐顏美容補品。現代研究顯示，山藥有利於人體對食物的消化吸收，故能抗疲勞、抗衰弱。

小叮嚀

　　一般說來，體力性疲勞的程度與從事某種活動的持續時間成正比。經過休息後可以很容易消除。過分的疲勞會使血液中二氧化碳和乳酸增多，從而導致肌肉疲勞，表現為四肢乏力、肌肉酸痛，但精神上毫無痛苦，甚至還有幾分愜意。消除體力疲勞的最佳方法是睡眠，臨睡前洗個熱水澡或用溫水泡腳，這會使疲勞消除得快一些。

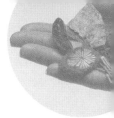

8 抗疲勞巧選水果

　　水果不但含有豐富的營養，而且能夠幫助消化。選食合適的水果可對抗疲勞。

西瓜

　　西瓜性寒，味甘，具有清熱解暑、除煩止渴、消除疲勞、利尿消腫、減肥美容等功效，適用於暑熱煩渴、熱盛津傷、小便失利、慢性疲勞綜合症、喉痹、口瘡、疰夏、中暑、高血壓病、腎炎、泌尿系統感染、口瘡、醉酒等症。西瓜除鮮食外，還可加工成各種冷飲和食品。如西瓜可絞汁加糖製成西瓜汁、西瓜凍等，還可以加雞丁、火腿丁、鮮蓮子、桂圓、核桃、松子、甜杏仁等製成西瓜盅。西瓜畢竟是生冷之品，不可過多食用，尤其是脾虛胃弱中寒之人，更應特別注意。

哈密瓜

　　哈密瓜性寒，味甘，具有清暑熱、解煩渴、利便潤腸等功效，適用於口鼻生瘡、中暑、慢性疲勞綜合症等。哈密瓜一般多作為水果鮮食，從哈密瓜的營養和自身的芳香味來看，入饌烹肴食之並不比其他水果遜色，並可用於製作醬菜、甜點及冷飲等。哈密瓜性寒，一次不宜吃得過多。

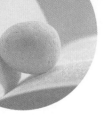
桃子

桃子性微溫，味甘、酸，具有生津潤腸、活血消積等功效，適用於慢性疲勞綜合症、腸燥便祕、瘀血腫塊、肝脾腫大等症。現代研究顯示，桃子是鹼性食品，含有較多的鈣，有利於消除體液偏酸所引起的疲勞。桃子可鮮食，也可加工製成罐頭、桃乾、蜜餞、桃醬、果酒、果汁等。桃子多食令人腹脹，生癰癤，凡內熱有瘡、面部痤瘡者宜少食。

櫻桃

櫻桃性溫，味甘、酸，具有益脾養胃、滋養肝腎、澀精止瀉、祛風濕、抗疲勞等功效，適用於慢性疲勞綜合症、四肢麻木、咽炎、風濕腰腿疼痛、凍瘡等症。現代研究顯示，櫻桃中含有豐富的鈣質，可以對抗疲勞。櫻桃是色、香、味、形俱佳的鮮果，除了鮮食外，還可以加工製作成櫻桃醬、櫻桃汁、櫻桃罐頭和水果乾、露酒等，具有豔紅色澤，杏仁般的香氣，食之使人迷醉。櫻桃也是菜餚極好的配料。但有熱病、咳嗽者慎食櫻桃。

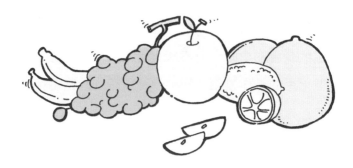

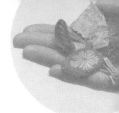

香蕉

香蕉性寒，味甘，具有消除疲勞、潤腸通便、清熱解毒、健腦益智、通血脈、填精髓、降血壓等功效，適用於便祕、酒醉、乾渴、發燒、皮膚生瘡、痔血等症。現代研究顯示，香蕉中含有極易為人體吸收的糖類，同時還富含鉀。鉀在人體內能夠幫助維持肌肉和神經的正常功能，但它不能在體內儲存很長時間，人在劇烈運動後，體內的鉀含量會降得很低，吃幾根香蕉就可補充鉀的不足。

草莓

草莓性涼，味甘、酸，無毒，具有潤肺生津、清熱涼血、消除疲勞、健脾解酒等功效。現代研究顯示，草莓含有豐富的維生素C，有助於人體吸收鐵質，使細胞獲得滋養，因此多吃草莓能使人精力充沛。草莓對貧血等具有一定的滋補調理作用，除了可以預防壞血病外，對防治動脈硬化、冠心病、腦溢血等病均有較好的功效。草莓中的維生素及果膠對改善便祕和治療痔瘡、高血壓病、高膽固醇等均有一定效果。

桑椹

桑椹性微寒，味甘，具有養血滋陰、補益肝腎、祛濕解痺、聰耳明目等功效，適用於治療病後體虛、慢性疲勞綜合症、貧血、自汗、盜汗、閉經、便祕、風濕性關節痛、遺精、鬚髮早白，肺虛乾咳、陰虛潮熱及醉酒等。現代研究顯示，桑椹能提高T細胞的數量及增強T細胞功能，產生調節免疫的作用。每日用量為9～15克。

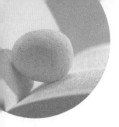

妙招 9 抗疲勞巧選乾果

　　乾果通常指有硬殼而水分少的一種果實，或指曬乾後的水果。選食合適的乾果可以對抗疲勞。

山楂

　　山楂性微溫，味酸、甘，具有消積食、散瘀血、驅絛蟲、止痢疾、化痰濁、抗疲勞、提神醒腦、解毒活血、清胃等功效，適用於肉積、痰飲、瀉痢、腸風、腰痛、疝氣、產後惡露不盡、小兒乳食停滯等症。現代研究顯示，山楂中含有三萜類和黃酮類的藥物成分，具有降低血清膽固醇、降低血壓、利尿、鎮靜作用。焦山楂及生山楂均有很強的抑菌作用。山楂多食耗氣，損齒，易饑，空腹及羸弱者或虛病後忌之。

核桃

　　核桃性溫，味甘，具有補腎固精、溫肺定喘、潤腸等功效，適用於慢性疲勞綜合症、腎虛喘咳、腰痛腳軟、陽痿、遺精、慢性前列腺疾病、慢性支氣管炎、支氣管哮喘、肺結核、肺氣腫、肺原性心臟病、老年性氣喘、慢性腎炎、泌尿系統結石、神經衰弱、習慣性便祕、眩暈等。現代研究顯示，核桃仁所含的鋅等微量元素對消除疲勞和降壓、降糖和保護腦、心血管等方面具有重要作用。核桃的脂肪成分主要是亞油酸甘油脂，能減少腸道對膽固醇的吸收。常吃核桃仁能促進毛髮生長，使人皮膚細膩，提高腦神經功能，有補腦作用。

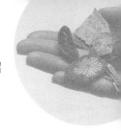

花生

花生性平，味甘，具有和胃、潤肺、化痰、補氣、生乳、滑腸、抗疲勞等功效，適用於慢性疲勞綜合症、營養不良、咳嗽痰多、產後缺乳、慢性腎炎、腹水、聲音嘶啞等。現代研究顯示，花生仁可縮短凝血時間。花生衣能抗纖維蛋白的溶解，促進骨髓製造血小板，縮短出血時間。花生還具有良好的降血脂作用。發黴的花生含有黃麴毒素，不能食用。

紅棗

紅棗性微溫，味甘，具有補中益氣、養胃健脾、養血壯神等功效，適用於冠心病、高血壓病、肝炎、脾胃虛弱、氣血不足、貧血萎黃、肺虛咳嗽、四肢無力等病症。現代研究顯示，紅棗有增強肌力、消除疲勞的作用，是高血壓、動脈硬化、冠心病、壞血病等患者的保健佳品。紅棗中含有的環磷腺苷有擴張血管、調節細胞分裂增殖的作用。

桂圓

桂圓性平，味甘，具有開胃益脾、養血安神、壯陽益氣、補虛長智等功效，適用於氣血不足、貧血、驚悸怔忡、失眠健忘、食少體倦、脾虛氣弱、便血崩

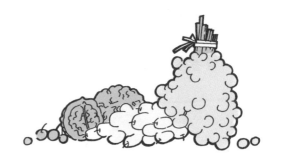

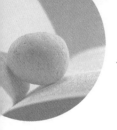

漏、陽痿、早洩等症。每日用量5～15克。現代研究顯示，桂圓肉含葡萄糖、蔗糖、蛋白質、脂肪、維生素B_1、維生素B_2，維生素C及維生素P，還有鈣、磷和鐵等元素。桂圓有延年益壽作用，這是因為它能抑制使人衰老的黃素蛋白的活性。桂圓中所含維生素P對人體有特殊功效，能增強血管彈力、強度、張力、收縮力，使血管完整，保持良好功能。桂圓既可以鮮食，也可以加工製成桂圓罐頭、桂圓肉、桂圓膏凍桂圓果凍等。由於果肉鮮嫩，色澤晶瑩，果汁甜美，具有極高的滋補營養價值。

小叮嚀

　　病理性疲勞有以下四個特徵：①原因不明：病理性疲勞一般情況下查不到明確的引發因素，這是它的最重要的特徵。②不易消除：疾病引起的疲勞，靠休息往往不能消除，必須透過正確的治療，將疾病治癒，疲勞感才會完全消除。③不該發生時發生：是在勞動時間不長或強度不大，甚至在不工作時也發生。④常伴有其他症狀：如病毒性肝炎引起疲勞的同時出現食欲不振、噁心、嘔吐等，肺結核引起的疲勞常與低熱、盜汗、乾咳等症狀同時出現，糖尿病所致的疲勞常與多食、多飲、多尿等症狀為伍。要消除這種疲勞，關鍵是治好疾病。有些人雖未發現局部器官病痛症狀，卻經常出現疲勞的話，就有可能是病症即將出現的先兆，要去醫院診治。

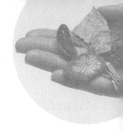

妙招 10 抗疲勞巧選食用菌

　　中國已知的食用菌有350多種，常見的有：香菇、草菇、蘑菇、黑木耳、銀耳、猴頭菇、竹蓀、松口蘑、口蘑、紅菇和牛肝菌等。上述真菌分別生長在不同的地區、不同的生態環境中。選食合適的食用菌可以對抗疲勞。

黑木耳

　　黑木耳性平，味甘，具有補氣益智、滋養強壯、消除疲勞、補血活血、涼血止血、護膚美容、滋陰潤燥、養胃潤腸等功效，適用於慢性疲勞綜合症、高血壓病、崩中漏下、痔瘡出血、血痢、貧血、牙痛、失眠、慢性胃炎、慢性支氣管炎、多尿、白血球減少、便祕、扁桃線炎等病症。現代研究顯示，黑木耳中的多糖有一定的抗癌、抗疲勞作用。黑木耳中的核酸類物質可顯著降低血中膽固醇的含量。大便稀溏者不宜食用黑木耳。

銀耳

　　銀耳性平，味甘淡，具有潤肺生津、滋陰養胃、益氣和血、補腎益精、強心健腦等功效，適用於慢性疲勞綜合症、肺熱咳嗽、久咳喉癢、咳痰帶血、婦女月經不調、大便祕結、大便下血、食欲不振、高血壓等病症。現代研究顯示，銀耳中的多糖具有抗癌、抗疲勞、抗炎、抗放射線、抗衰老的作用。銀耳中含有豐富的膠質，對皮膚角質層有良好的滋養作用。磷脂具有健腦安神的作用。銀耳變質後，會滋

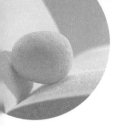

生耐高溫的酵米麵黃桿菌,燒煮不會使其毒素破壞。風寒咳嗽和濕熱生痰咳嗽患者忌食銀耳。

香菇

香菇,又名香蕈、冬菇等,性平,味甘,無毒,有滋陰、潤肺、養胃、活血益氣、健腦強身等功效。它是一種高營養低脂肪的保健食品。香菇含有蛋白質、糖類、多種維生素和礦物質。其中最主要的有30多種酶及7種人體必需的胺基酸。香菇中所含的多糖還有1,3-β-葡萄糖苷酶,據實驗有增強細胞免疫和體液免疫,提高機體的抗癌能力的作用。香菇多糖對小鼠肉瘤的抑制率達98％。

猴頭菇

猴頭菇,又名猴菇。性平,味甘,有利五臟、助消化、補虛損的功效。猴頭菇味道鮮美,營養豐富,含蛋白質、碳水化合物、脂肪、粗纖維、16種胺基酸、礦物質及維生素。由猴頭菇內提取的多肽、多糖和脂肪族的醯胺類物質,對肉瘤有抑制作用。消化系統癌症患者在服用鮮猴頭菇及猴頭菇製劑後,能使食欲增強,精神好轉,疼痛減輕。猴頭菇對慢性萎縮性胃炎、慢性淺表性胃炎、胃竇炎等均有明顯的治療作用,對胃痛、胃脹、噯氣泛酸、大便隱血、食欲不振等有良好的緩解作用。猴頭菇所含的不飽和脂肪酸,有利血液循環,能降低血液中的膽固醇含量,是高血壓、心腦血管疾病患者的理想食品。猴頭菇還是一種有效的免疫增強劑,手術後及癌症化療後的病人宜經常食用,可增加免疫力和消除疲勞。

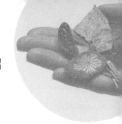

蘑菇

　　蘑菇味甘，性涼，具有益神開胃、化痰理氣、補脾益氣的功效，適用於精神不振、食欲大減、痰核凝聚、上嘔下瀉、尿濁不禁等症。蘑菇中含有干擾素誘導劑，能誘發干擾素的產生，因而對水皰性口炎病毒、腦炎病毒等有較好療效。鮮蘑菇浸膏片可治療遷延性或慢性肝炎，所以肝病患者宜食用蘑菇。蘑菇還具降低血液膽固醇的作用，蘑菇中的解朊酶、酪氨酶具有降血壓的功能，因而蘑菇是高血壓和心血管病患者理想的保健食品。食用蘑菇還具有一定的降血糖作用。

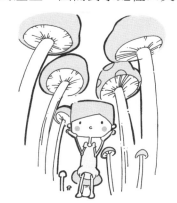

小叮嚀

　　現代生活導致的疲勞往往不是單一原因引起的，它既有體力、腦力的原因，也有心理、社交的原因，也可能還夾雜著疾病的原因，使各種單一疲勞的「症狀」不很突出和典型，這種非單一因素引起的疲勞稱為「綜合性疲勞」。綜合性疲勞患者會有幾種類型的疲勞同時存在，最常見的是體力性疲勞與腦部疲勞並存、腦部疲勞與心理性疲勞並存，當然，體力性疲勞也可與心理性疲勞並存。綜合性疲勞形成的原因較為複雜，消除這類疲勞則需要採取綜合性的防治措施。

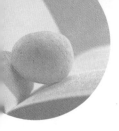

妙招 11 抗疲勞巧選調味品

調味品是指能增加菜餚的色、香、味，促進食欲，有益於人體健康的輔助食品。它的主要功能是增進菜色口感，滿足消費者的感官需要，從而刺激食欲，增進人體健康。巧用調味品同樣可以產生抗疲勞的作用。

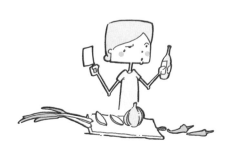

蔥

蔥性溫，味辛，具有祛風發表、通陽發汗、清肺健胃、解毒消腫的功效。現代研究顯示，蔥在體內可以誘導產生干擾素，可明顯增強人體的免疫力，故適用於慢性疲勞綜合症。此外，蔥富含鉀和鈣，有利於消除疲勞和降壓，對心血管病也有一定療效。蔥還有增強纖維蛋白溶解活性和降低血脂的作用，並具有較強的殺菌作用。

洋蔥

洋蔥性溫，味辛辣，具有溫肺化痰、解毒殺蟲的功效，適用於便祕、腹中冷痛、宿食不消、高血壓、高脂血症、糖尿病等症。現代研究顯示，洋蔥頭中含有豐富的鈣，可產生消除疲勞和降壓的作用。洋蔥能降低外周血管阻力，使血壓下降。洋蔥能溶血栓，也能抑制高脂肪飲食引起的血膽固醇升高。

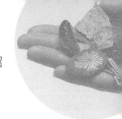

生薑

　　生薑性微溫，味辛，具有發汗解表、溫中散寒、和胃止嘔、解乏增力等功效，適用於傷風感冒引起的頭痛、胃寒疼痛、寒性嘔吐等症。研究顯示，生薑對心臟和血管有刺激作用，可加快血液循環，有利於毒素排出和消除疲勞。此外，生薑中含一種樹脂，能抑制腸道對膽固醇的吸收，可使血液中的膽固醇降低，產生防治動脈硬化的作用。生薑中還含有一種類似水楊酸的有機化合物，其稀溶液是血液的稀釋劑和防凝劑，對降血脂、降血壓、防止血栓形成有很好的作用。

大蒜

　　大蒜性溫，味辛，具有殺蟲除濕、溫中消食、化食消穀、解毒、抗疲勞等功效。研究顯示，大蒜中含有蒜素和硒，有助於消除疲勞和降壓。大蒜富含揮發性辣素，可清除積存在血管中的脂肪，還可抑制膽固醇的合成及稀釋血液，減少血液的黏稠度，可防高血壓、腦溢血和動脈粥狀硬化。大蒜吃得過多會損傷胃黏膜，造成胃炎和潰瘍，甚至胃出血。

辣椒

　　性熱，味辛，具有溫中、散寒、開胃、消食的功效，適用於寒滯腹痛、嘔吐、瀉痢、凍瘡、疥癬等症。研究顯示，辣椒中的辣椒素，可以刺激口腔的神經末梢，進而刺激大腦釋放出一種肽類物質。它有減輕痛苦的作用，可以使人產生一時的欣快感，能夠減輕機體的疲勞。對胃潰瘍患者說來，吃辣椒只能以略有辣味為宜，吃多了會對胃

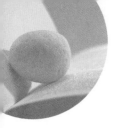

有損傷。

米醋

米醋性溫，味酸苦，具有開胃、養肝、散瘀、止血、止痛、解毒、殺蟲等功效。研究顯示，米醋中含有豐富的有機酸，如醋酸、琥珀酸等能促進糖代謝及肌肉內乳酸、丙酮酸等疲勞物質的分解，產生解除疲勞，恢復體力的功效。有些人長途旅行後，勞累過度，夜難安睡，可用一湯匙食醋加入溫開水中慢服。飲後靜心閉目，不久便會入眠。食醋能調節血液的酸鹼平衡，維持人體內環境的相對穩定。食醋能幫助消化，醋中的揮發性物質和胺基酸等可以刺激人的大腦神經，促進消化液的分泌。食醋可以預防衰老。

小叮嚀

以下是慢性疲勞綜合症自我檢查的信號，這類信號越多，疲勞程度越重。①肥胖或超重。②高血壓。③高血脂。④脂肪肝。⑤性能力下降。⑥注意力不集中。⑦煩躁。⑧厭食。⑨失眠。⑩頭暈。⑪頭痛。⑫對菸、酒、刺激性食品過度愛好。⑬便祕。⑭腹瀉。⑮面部出現色斑。⑯腹脹。⑰不易消除的疲憊。⑱厭倦。

妙招 12 抗疲勞巧食蛋、肉、奶

肉類食品可以提供優質蛋白質，預防缺鐵性貧血，提供豐富的

維生素，魚類脂肪由多價不飽和脂肪酸組成，能加速體內膽固醇的代謝，減少血凝固，減少動脈中脂肪斑塊的形成，對預防動脈粥狀硬化有重要的作用。各種蛋類的營養成分基本相似，大部分營養素都集中在蛋黃內。蛋類蛋白質的胺基酸模式與人體很接近，是理想的優質蛋白質。蛋黃因富含卵磷脂，故使脂肪呈均勻分散的乳化狀態，顆粒細小而易於消化吸收，還可提供豐富的礦物質和多種維生素。乳類蛋白質也屬於優質蛋白質，其脂肪賦予乳類特殊的風味和口感，易於被機體消化吸收。乳糖可促進鈣的吸收，也能被雙歧桿菌等腸道益生菌所利用，對維持腸道健康有利。

羊肉

羊肉性溫，味甘，具有益氣補虛、禦寒保暖、溫中暖腎、生肌增力等功效，適用於虛勞羸瘦、腰膝酸軟、腎虛陽痿、產後血虛、形寒怕冷、手足發涼、神疲乏力等症。研究顯示，羊肉是一種良好的滋補強壯品，吃羊肉能消除疲勞，增強消化功能，保護胃壁，還具有抗衰老作用，冬季食用羊肉尤為合適。羊肉屬熱性食品，陰虛內熱火旺的人不宜食用。

雞肉

雞肉性溫，味甘，具有溫中益氣、補精添髓等功效，適用於虛勞羸瘦、食少、泄瀉、下痢、消渴、水腫、小便頻繁、崩漏帶下、產後乳少、病後虛弱等症。雞是民間傳統的補品，補力以童仔雞、烏骨雞為佳。童仔雞雖有滋補作用，但含有雄性激素類物質，過多過早地進食童仔雞會使兒童早熟。

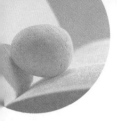

鴨肉

鴨肉性微寒，味甘、鹹，具有補益虛損、清肺補血等功效，適用於虛勞血暈、陰虛失眠、肺熱咳嗽、腎炎水腫等症。研究顯示，鴨肉富含蛋白質，經常食用可以增力。

魚

魚的營養價值較高，蛋白質含量為15％～20％，其中必需胺基酸的組成與肉類接近，屬完全蛋白質，營養價值很高。魚類富含核酸，並能提供機體多種維生素和無機鹽，特別是鈣、鋅、碘、鐵、錳等元素有助於消除疲勞和降血壓。魚類脂肪含量不高，並含維生素A、維生素B_1、維生素B_2和維生素D，魚肝油中維生素A、維生素D含量特別多。魚肉中的多不飽和脂肪酸，可預防動脈硬化、降低血脂、促進血液循環、抑制血小板凝集、減少腦血栓形成和心肌梗死等。

動物肝臟

動物肝臟係指日常食用的豬肝、羊肝、牛肝、兔肝及雞肝、鴨肝。動物肝臟營養豐富，一般含有肝糖、蛋白質、糖類、維生素A、維生素B_{12}、鈣、磷及鐵等成分。它可以改善人體造血系統，促進產生紅血球、血色素，製造血紅蛋白等。因此，肝為強壯補血之佳品。各種肝臟功效大同小異，豬肝具有補肝、養血及明目之功，適用於血虛萎黃、夜盲、浮腫及腳氣諸證；羊肝具有養血、補肝及明目之效，適用於肝熱上擾所致的目暗昏花、雀目、障翳及血虛致瘻等症。總之，動物肝臟也是較好的抗疲勞食物，經常食用，可使身體健壯，耐力上升。

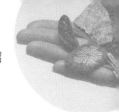
牛奶

　　牛奶具有補虛羸、益肺氣、滑嫩皮膚、解毒熱、潤腸通便等功效。研究顯示，許多婦女在經期前後會感到乏力嗜睡，多吃含鈣豐富的脫脂優酪乳等可以明顯改善這種狀況。鈣具有安定情緒的作用，能防止攻擊行為和破壞行為的發生。脾氣暴躁者應該借助於牛奶、優酪乳、乳酪等乳製品以及魚乾、骨頭湯等富含的鈣質以平和心態。如果每天吃3小杯脫脂優酪乳或2大杯牛奶，就可使腹痛、疲乏、心情煩躁等症狀有所減輕，因為鈣具有緩解肌肉緊張、調節內分泌的作用。

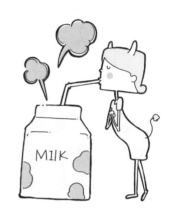

妙招
13 要想抗疲勞，請喝一杯茶吧

　　傳說神農為民治病，親自嘗試各種草木的功效，在燒水時，偶然有茶的葉子飄落在鍋裡，因此發現鍋中的水苦中帶甜，芳香可口，能提起精神，從此把茶葉作為一種飲料。飲茶有許多益處，抗疲勞作用首屈一指。

飲茶好處多

　　茶葉可以擴張血管，利於血液循環，提高肝臟代謝能力。茶有利

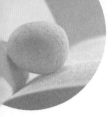

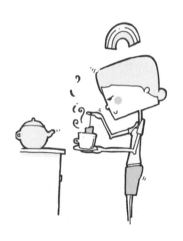

尿作用，能促進酒精從體內迅速排出，可以加強腎臟局部免疫能力和泌尿系統的抗感染能力。飲茶可加速胃液的排出，膽汁、胰液及腸液的分泌亦隨之提高，因而能促進消化功能的加強。茶葉具有抗凝血和促進纖維蛋白溶解的作用，所含的茶多酚，能改善微血管壁的滲透性能，從而能有效地增強心肌和血管壁的彈性和抵抗能力，降低血液的中性脂肪和膽固醇。所以飲茶能夠減輕疲勞，又有保健作用。

茶能興奮中樞神經，提高腦力活動和體力勞動的效能，增進思考，消除疲勞。這是因為茶葉中含有咖啡鹼、茶葉鹼、可可鹼等嘌呤鹼，對中樞神經系統有明顯的興奮作用。在抗疲勞機制中，茶中的咖啡鹼產生了重要作用。咖啡鹼一方面能促使肌漿網中的鈣離子釋放出來，另一方面又可使肌肉中的酸性物質得到中和，從而加強了肌力，消除了疲勞。同時，茶是鹼性食物，有利尿作用，可使機體產生的乳酸等疲勞物質迅速排出體外，從而消除疲勞，恢復精力。茶中嘌呤鹼的黃嘌呤類還有刺激神經和增進肌肉收縮力、活動筋肉的功效，並有促進新陳代謝的作用。

茶氨酸的抗疲勞作用

茶氨酸可以明顯促進腦中樞釋放多巴胺，並提高其生理活性。飲茶抗疲勞作用也被認為在一定程度上來自這一效果。另有實驗證明，服用茶氨酸會直接影響與學習、記憶有關的腦內中樞神經遞質5-羥色胺

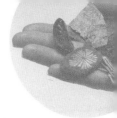
的活性。

　　研究證明，茶氨酸的降壓效果可能也來自對腦內中樞神經遞質5-羥色胺分泌量的調節作用。茶氨酸顯示出的降低高血壓效果在一定程度上也可以被看作是一種安定作用。而這種安定作用則無疑會有助於身心疲勞的恢復。

　　雖然茶葉中的咖啡因含量多於咖啡和可可，但由於茶氨酸的存在使人們在飲茶時享受到一種咖啡和可可沒有的心曠神怡的感覺。

咖啡因的抗疲勞作用

　　茶葉中含有茶鹼、可可鹼和咖啡因三種生物鹼。其中咖啡因的含量最多，也是飲茶抗疲勞的主要活性成分。茶葉中的咖啡因平均含量為2％～4％，受生成條件的影響，一般認為栽培在遮光條件下的茶樹其咖啡因含量較多。

　　研究顯示，飲茶可以消除困倦，解消疲勞和引起爽快感等作用也多是來自咖啡因的生物活性效果。但飲茶量過多又會常常出現不眠等中樞神經興奮症狀。因此，一般不主張深夜喝濃茶。

　　據報導，咖啡因能明顯改善藥物性中樞神經機能低下。咖啡因的中樞興奮作用一般認為是來自對大腦皮質的直接影響的結果。此外，咖啡因還具有強心、擴冠、舒張平滑肌，以及促進胃液分泌及利尿等方面的作用。

 小叮嚀

　　不正常的生活方式可以使人疲勞。通宵工作或玩樂都會擾亂生理時鐘，從而影響各器官、系統的正常工作。睡眠不足最容易

引起體力減退、全身疲乏。舞廳是現代社會娛樂與交際的場所，人們跳舞時要注意適可而止，因為舞廳受空間環境所限，其空氣污染程度較為嚴重。

妙招 14 蜂產品抗疲勞妙招

蜂產品是蜜蜂的產物，按其來源和形成的不同可分為三大類，一是蜜蜂的採製物，如蜂蜜、蜂花粉、蜂膠等；二是蜜蜂的分泌物，如蜂王漿、蜂毒、蜂蠟等；三是蜜蜂自身生長發育各蟲態的軀體，如蜜蜂幼蟲、蜜蜂蛹等。研究發現，蜂產品可以增強免疫力，對抗疲勞。

蜂王漿

蜂王漿性平，味甘而酸澀，具有滋補強壯、補益氣血、健脾益胃、保肝抗癌等功效，適用於慢性疲勞綜合症之氣血虧虛、陽痿、頭暈目眩、失眠多夢、健忘、腰膝酸軟、少氣乏力等。研究顯示，蜂王漿具有抗疲勞和延緩衰老作用，對一些老年性疾病有康復和預防作用；能調節內分泌，促進新陳代謝，緩解更年期綜合症；對動脈粥狀硬化和高脂血症都有保健作用。對神經系統可產生調節作用，用於神經衰弱的效果明顯；此外，還有明顯的抗輻射作用和提高對惡劣條件的適應能力。

新鮮蜂王漿可以吞服，將蜂王漿拌入蜂蜜中配成口服液，或將蜂王漿與蜂蜜、白酒混合配製成蜂王漿酒，或將蜂王漿在冷凍乾燥機中

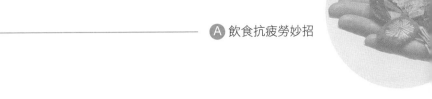

製成蜂王漿凍乾粉，或將蜂王漿拌入綿白糖或白砂糖中，以上產品均可採用吞服的方法。

前蘇聯學者用滴管往病人舌下滴蜂王漿溶液，每天4次，每次5滴，總劑量為200毫克。這種方法使蜂王漿在舌下黏膜直接被吸收，再由血液帶到全身各處，因此，蜂王漿用量小而利用率高。此外，也可將蜂王漿製成乾粉後壓製成片，將蜂王漿片放在舌下含溶後吸收。

蜂王漿用於醫療保健目的時，多採用口服方式攝入，一般是早餐前30分鐘到1小時，晚上入睡前30分鐘左右食用，早晚各1次。因為空腹服用吸收力較好，受胃酸的破壞也相應小一些。每日蜂王漿常用量為4～10克。

蜂王漿不能用熱開水或茶水沖服，因溫度過高易破壞其活性物質，茶水中的鞣酸與鐵會降低其療效。還有一點就是必須長期服用，才能見效。蜂王漿要求在低溫下貯存，貯存溫度以-7～-5℃為宜。實驗證明，在這樣的溫度條件下，存放一年，其成分變化甚微，在-18℃的條件下可存放數年，不會變質。膠囊和片劑在常溫下可保存2年。

蜂蜜

蜂蜜性平，味甘，具有補中益氣、潤燥止痛、緩急解毒、安五臟、和百藥等功效，可以營養心肌，保護肝臟，潤肺止咳，滑腸通便，降血壓，防止血管硬化，還具有較強的殺菌和抑菌功能，並可調節人體神經系統，滋養消化器官。常食蜂蜜可促進人體組織的新陳代謝，增進食欲，改善血液循環，恢復體力，消除疲勞，增強記憶。當血壓升高時食用蜂蜜有降壓作用，而血壓下降時則有升壓作用。蜂蜜還具有強心的功能，能使冠狀動脈擴張，祛除心絞痛。

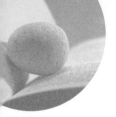

在所有的天然食品中，大腦神經元所需要的能量在蜂蜜中含量最高。蜂蜜中的果糖、葡萄糖可以很快被身體吸收利用，改善血液的營養狀況。因此，感到疲勞時可以喝一杯蜂蜜水。蜂蜜中的葡萄糖、維生素、鎂、磷、鈣可以調節神經系統功能，緩解神經緊張，促進睡眠。而且蜂蜜沒有其他藥物所具有的壓抑、疲憊、分神等副作用。蘋果蜜的鎮靜功能最為突出。需要安眠時，可在睡前服用一匙蜂蜜。

蜂花粉

蜂花粉是有營養價值和藥效價值的物質所組成的濃縮物，它含蛋白質、碳水化合物、礦物質、維生素和其他活性物質。蜂花粉既是極好的天然營養食品，同時也是一種理想的滋補品，並具有抗疲勞等保健作用。

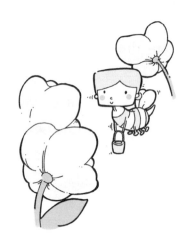

唐代的武則天食用花粉做成的「花精糕」，清代的慈禧太后用花粉與黃酒混合後沐浴享用。

研究顯示，花粉能夠防治心腦血管疾病，降血脂，調節神經系統，促進睡眠，調節胃腸系統功能，促進消化，治療習慣性便祕；在調節內分泌、提高機體免疫功能、抗衰老、改善性功能、治療男性不育症等方面有一定的效果。還有明顯的防癌抑癌和保肝護肝、防止貧血、糖尿病、抗疲勞等功能。

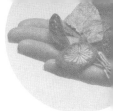

小叮嚀

　　過多吸菸也會增加疲勞。有人認為，吸菸能解除疲勞，提神醒腦。其實，這是因為菸草有輕度的麻醉作用，可以使人周身輕鬆舒適，特別是在疲乏、煩悶時吸菸似乎有此作用。但是，這只是暫時的表面現象，剛吸完菸後不久是不會感到疲勞，但只有連續地吸才能維持較長時間無疲勞感，吸菸本身也會增加能量消耗，最終是更加疲勞。

妙招 15 飲水能消除疲勞

　　飲水能夠消除疲勞，振奮精神。人們在沉重的勞動後，疲勞不堪，歇下來喝一杯水，一下子覺得沁人心脾，心曠神怡，疲勞頓消。水對人體的新陳代謝中的化學反應至關重要，透過血液，水可以把營養物質和氧氣輸送到細胞中去。水是生物體中提供能源的重要物質，也是各種營養物質的傳送媒介。生命在新陳代謝過程中會產生一種失水代謝物。該代謝物如在生物體中的微血管中積累，阻礙體內液體流動，就會使新陳代謝變慢。人體內的水分不足，就容易引起疲勞，因此，緩解過度疲勞，最迅速而簡單的方法是飲水。

飲水抗疲勞

　　研究顯示，溫開水的活性能提高臟器官脫氫酶的活性，有利於較快地降低積累於肌肉中的「疲勞素」——乳酸，從而解除疲勞，煥

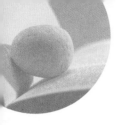

發精神。每天清晨空腹喝上一杯涼開水，會使腸道輕鬆，血液純淨，使人年輕，這是因為涼開水能夠消炎，增加血紅蛋白數量，補充一夜的水液丟失，稀釋血液，加速代謝物的排出，使血液純正呈弱鹼性，非常有利於健康。研究發現，新鮮開水冷卻至20～25℃時，溶解在其中的氣體比煮沸前少了一半，品質也發生了相應的變化，其內聚力增大，分子間更加緊密，表面張力增強。這種水與生物細胞內的水十分接近，有很大的「親合」性，從而使它具備了被動物、植物細胞迅速吸收的活性。所以經常主動地飲用開水，很有利於身體健康。日本有家醫院為了淨化人體內60％已被污染的水，讓病人飲用鹼離子水，減少腸內的氧，使腸內微生物活性增強，加快新陳代謝，有利於改善病情。目前人工處理或科學開採的飲用水品種很多，常見的有礦泉水、磁化水及蒸餾水等。各具有不同的特點，我們可根據身體不同的需要來選用。

礦泉水

飲用的礦泉水，主要含有規定的微量元素。礦泉水中含有人體生理必需的礦物質、微量元素，具有重要的生物活性。礦泉水所含的重碳酸鹽對促進腸胃道疾患的康復有良好效果，硫酸鹽能促進腸蠕動，有治療便祕的作用。豐富的微量元素參與人體內酶、激素、核酸代謝，具有巨大的生物學作用。如機體內已知千餘種酶中，大多數都有一個或幾個金屬原子，若失去金屬原子，這些酶就會失去活力，如含有鐵、銅、鋅、鈣、鈷的酶，含有碘的甲狀腺素，均有促進生長發育的作用。硒也是人體必需的元素，能增強體液和細胞免疫反應，有抗癌作用，而在一些礦泉水中硒含量也比較高。礦泉水種類繁多，飲

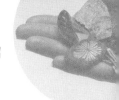

用的礦泉水有天然和人造之分，經過礦化處理的人造礦泉水品質比天然礦泉水更勝一籌，主要是它能根據人體需要，補充鈣、鎂、鉀等元素，使人的營養結構更趨全面、合理。

聰明飲水法

一天飲水量多少與飲水對象的年齡、個體差異，如高矮、胖瘦、男女、運動量程度、氣候環境、有無疾病、飲食狀況、從事職業等有關，即應視消耗量而定。以正常成年人的日飲水量為計算標準，生理需要量為2500毫升，每日透過飯、菜、湯、水果攝取水分約1200毫升，自身代謝出水分約300毫升，為此應補充開水1000毫升。最好在每天早、中、晚三餐前1小時飲用。飯前飲水能促進消化液分泌，增進食欲。吃飯時要多喝些湯水，能幫助溶解食物，利於吸收。一般人體隨年齡的增長，機體內的含水量逐漸下降。小孩生長發育過程新陳代謝旺盛，相對需水量較多，在不口渴的情況下每天再補充500毫升水比較符合需求量。老年人日需飲水量為正常人的4/5左右。男性飲水量一般要比女性增加10％～15％。另外還應根據日運動量大小增加500～2000毫升，尤其是劇烈運動後更需要緩慢多次補充大量水分。夏天比冬天多喝水約1/3～1/2左右。患有疾病者應根據醫囑調整飲水量。

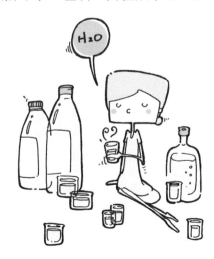

飲水是人體的生理需要，口不渴並不意味人體不需要飲水，而口渴方飲水大多為時已晚。因為感覺

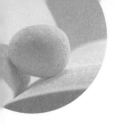
口渴表示人體水分已失去了平衡，人體細胞失水已到一定程度，口渴後才喝水，就等於田地已開裂才放水灌溉，不利於莊稼生長一樣。因此，為了你的身體健康，請不要等到口渴才飲水。

小叮嚀

　　現代人往往鍾情於碳酸飲料、果汁飲料、礦泉水飲料，而對白開水則不屑一顧。其實，以上各種飲料非但不能代替水，反而會破壞體液平衡，使人容易脫水，易於致人疲乏。有些父母常給孩子喝果汁，認為既營養，又補充水分，其實果汁飲用過量可影響生長發育，導致孩子身材低矮肥胖。

妙招 16　抗疲勞果茶

　　果茶是指將某些水果或瓜果與茶一起製成的飲料。果茶一般具有良好的口感並具有抗疲勞等有益於身體的功效。

香蕉優酪乳茶

　　取牛奶50克，優酪乳100克，香蕉100克，濃茶汁40克，蘋果塊25克，蜂蜜5克。去皮切段。香蕉、蘋果塊置於攪拌器中，加入牛奶濃茶汁，攪打30秒鐘，再加入優酪乳和

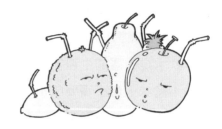

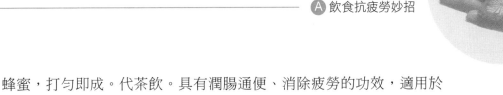

蜂蜜，打勻即成。代茶飲。具有潤腸通便、消除疲勞的功效，適用於疲勞者。

鮮草莓汁

取鮮草莓500克，白糖適量。將草莓擇洗乾淨，放入容器裡，搗汁，放入小鍋中煮開，放入白糖拌勻即成。代茶飲。具有生津開胃、消除疲勞的功效。

鮮桃汁

取桃子250克，檸檬30克，白糖30克，冰塊30克。檸檬去皮、核後放進攪拌機，加入冷開水，攪拌1分鐘，然後加入桃子肉、白糖和冰塊，再次攪拌即成。代茶飲。具有生津消渴、補腦健身、消除疲勞的功效。

哈密瓜牛奶

取牛奶300克，哈密瓜400克，蜂蜜50克。將哈密瓜洗淨，去皮、瓤，切成小塊後置於攪拌器中，然後倒入牛奶、蜂蜜，攪打成汁。置冰箱中放涼後代茶飲。具有消除疲勞、補腦健身的功效。

牛奶蘋果汁

取牛奶180克，蘋果1個，雞蛋黃1個，胡蘿蔔1根，橘子1個。將雞蛋黃打散，攪和在牛奶中，放入鍋中，用中火煮開，再將蘋果、胡蘿蔔、橘子等分別榨成汁加入，攪和均勻即成。代茶飲。具有補氣養血、健脾和胃、消除疲勞的功效。

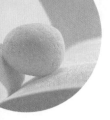
核桃牛奶飲

取核桃肉30克，黑芝麻20克，牛奶180克，豆漿180克，冰糖適量。將核桃肉、黑芝麻洗淨，用溫水浸泡，研磨成漿糊。再將牛奶、豆漿與核桃、芝麻糊混和，加入化開的冰糖水，同放鍋內，加熱煮沸。分早晚2次飲服。具有補脾益腎、消除疲勞的功效，適用於疲勞者之頭昏乏力、腰酸背脹、食欲不振、記憶力減退等。

花生荸薺奶露

取牛奶500克，花生醬25克，荸薺100克，白糖50克，太白粉30克。將花生醬用水調開，加入牛奶，然後一起放在鍋裡，放火上燒開，加白糖，再開後用太白粉勾成薄芡，裝在湯碗裡。荸薺洗淨去皮，切成細粒，放在煮好的奶露中即成。代茶飲。具有清肺化痰、強壯精神、消除疲勞的功效。

刺五加紅棗茶

取茶葉3克，刺五加15克，紅棗7枚。將茶葉、刺五加和紅棗一同放入沙鍋中，加水煎煮30分鐘即成。代茶飲，每日1劑。具有補益脾腎、益氣增力、抗疲勞的功效。

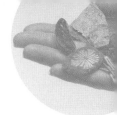
妙招 17 抗疲勞主食

　　主食是指傳統餐桌上的主要食物，為人們所需能量的主要來源。由於主食是碳水化合物的主要攝入來源，因此稻米、小麥、玉米等穀物，以及馬鈴薯、甘薯等塊莖類食物被不同地域的人當做主食。

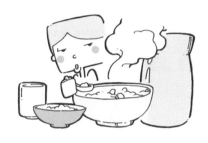

菠菜粥

　　取新鮮菠菜150克，白米100克，精鹽適量。將菠菜洗淨，汆水；將淘洗乾淨的白米煮粥，待粥快熟時加入菠菜和精鹽調味，稍煮即成。當主食食用。具有養血止血、斂陰潤燥、消除疲勞的功效，適用於慢性疲勞綜合症等。

蓯蓉羊腎粥

　　取肉蓯蓉15克，羊腎1具，薏仁20克，白米100克，精鹽、麻油各適量。將肉蓯蓉洗淨，加水煎取藥汁。羊腎去脂膜細切後與洗淨的薏仁、白米加入藥汁熬煮成粥，加精鹽調味，淋上麻油，攪勻即成。當主食食用。具有滋腎平肝、強壯補虛、消除疲勞的功效，適用於慢性疲勞綜合症等。

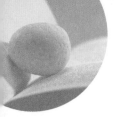

水果什錦粥

取糯米200克，橘子、鳳梨、梨、青梅、香蕉、櫻桃、白糖各適量。將淘洗乾淨的糯米煮粥，加入白糖調味，離火。將橘瓣、鳳梨塊、梨塊、青梅、香蕉塊拌入粥內，再在每碗粥內放3個紅櫻桃即成。當主食食用。具有消除疲勞、滋陰生津的功效，適用於慢性疲勞綜合症等。

高麗菜粥

取高麗菜200克，小蝦米25克，豬肉末50克，精鹽2克，麻油25克，糯米100克。將高麗菜洗淨，切成細絲。炒鍋內下麻油、豬肉末、小蝦米、高麗菜絲爁炒片刻，加鹽，炒至入味盛入碗中。將糯米下鍋加水煮成粥，倒入上述碗內菜料，稍煮即成，每日分次食用。具有益腎填髓、健身提神的功效，適用於慢性疲勞綜合症等。

麥片乳粥

取牛奶250克，大麥片150克，白糖適量。將牛奶倒入鍋中煮沸後，加入麥片，並不斷攪拌，改用小火將麥片煮爛，加入白糖即成。當主食食用。具有補益虛損、和胃潤腸的功效，適用於慢性疲勞綜合症等。

茄汁牛肉餃

取番茄醬50克，麵粉500克，牛後腿肉600克，洋蔥末30克，豬油40克，白糖40克，黃酒15克，精鹽3克，太白粉30克，生薑末、胡椒

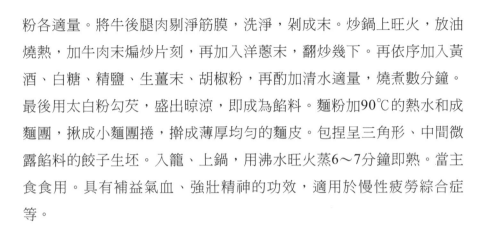

粉各適量。將牛後腿肉剔淨筋膜，洗淨，剁成末。炒鍋上旺火，放油燒熱，加牛肉末煸炒片刻，再加入洋蔥末，翻炒幾下。再依序加入黃酒、白糖、精鹽、生薑末、胡椒粉，再酌加清水適量，燒煮數分鐘。最後用太白粉勾芡，盛出晾涼，即成為餡料。麵粉加90℃的熱水和成麵團，揪成小麵團捲，擀成薄厚均勻的麵皮。包捏呈三角形、中間微露餡料的餃子生坯。入籠、上鍋，用沸水旺火蒸6～7分鐘即熟。當主食食用。具有補益氣血、強壯精神的功效，適用於慢性疲勞綜合症等。

妙招 18 抗疲勞小吃

小吃是一類在口味上具有特定風格特色的食品的總稱，可以作為宴席間的點綴或者早點、夜宵的主要食品。小吃就地取材，能夠突出反映當地的經濟及社會生活風貌。現代人吃小吃通常不是為了吃飽，除了可以解饞以外，品嘗異地風味小吃還可以藉此瞭解當地風情。

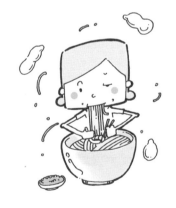

芝麻醬燒餅

取芝麻醬30克，麵粉500克，花椒鹽20克，食鹼0.7克，植物油15克，芝麻50克，白糖適量。將麵粉和食鹼一起放入盆內，用250克溫

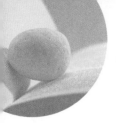

水和成稍軟麵團，揉勻稍餳。芝麻醬內摻入花椒鹽，用植物油10克調勻。將餘下的油刷在案板上，將麵團放在上面，搓成長條，按扁，上面刷一層調好的芝麻醬後，將麵從一頭捲起，再揪成10個麵團捲。將麵團捲逐個捏成圓形，兩端斷面合嚴，放在案板上，按成扁餅，上面刷一層糖色，沾上芝麻。先用平鍋將餅兩面均烙成淺黃色後，再入烤箱用小火烤至呈金色並稍鼓起，即可趁熱食用。

黑木耳豆麵餅

取黑木耳30克，黃豆200克，紅棗200克，麵粉250克。將黑木耳洗淨，加水泡發，用小火煮熟爛，備用。黃豆炒熟，磨成粉備用。紅棗洗淨，煮製成棗泥備用。將紅棗泥、黑木耳羹、黃豆粉一併與麵粉和勻，製成餅，在平底鍋上烙熟即成。具有益氣健脾、潤肺養心、消除疲勞的功效，適用於慢性疲勞綜合症等。

櫻桃杏仁凍

取櫻桃50克，甜杏仁50克，白糖50克，瓊脂適量。將櫻桃洗淨，用開水燜燙後剝去皮，捅出核，裝入碗中。將杏仁用開水燜泡後去皮，剁碎，磨成細糊，裝入碗中，加入清水攪勻，倒入淨紗布內，擠壓取漿，去渣。瓊脂洗淨，入碗加清水，上籠蒸約20分鐘取出。炒鍋上火，放入杏仁漿、白糖、瓊脂，旺火燒沸，撇去浮沫，倒入盛有櫻桃的碗內，待涼後放入冰箱裡冰鎮。白糖用涼開水化開成糖水，冰鎮。取出冰鎮的櫻桃杏仁凍，用刀在碗裡斜、直各劃幾刀，使其成為菱形片狀，再加入冰鎮好的糖水即成。具有滋補潤肺、止咳平喘、消除疲勞的功效，適用於慢性疲勞綜合症等。

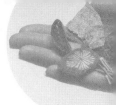

小叮嚀

各種疾病引起的疲勞，不同於生理性疲勞。有多種疾病會出現自覺疲勞、無力等明顯的先驅症狀，諸如病毒性肝炎、肺結核、糖尿病、心肌梗塞、貧血、血液病和癌症等都可使患者感到莫名其妙的疲勞，這種疲勞與體力、腦力、心理性疲勞性質完全不同，其特點有三，一是在健康人不應該出現疲勞時出現，比如活動量本來不大，持續時間不長，在平時是不至於出現疲勞的，但這時卻出現了。與生理性疲勞不同的是沒有明確的誘發因素，如果不透過醫生全面系統的檢查，無法找到原因，所以又稱原因不明性疲勞。二是疲勞的程度嚴重，消除得也慢，適當休息之後也不易消失。只有在疾病治癒後，疲勞才會消除。三是這種疲勞常伴有其他症狀，如低熱、全身不適、食欲不振或亢進等。一旦出現這種疲勞，便是疾病的徵兆，因此每當發生原因不明，又不易消除的疲勞，同時又伴有某些症狀時，千萬不可掉以輕心，應及早去醫院找醫生診治。

妙招 19 抗疲勞菜餚

菜餚就是經調製而成的葷菜和素菜的總稱。菜餚種類很多，多以煎、炒、煮、炸、蒸、烤來製作。

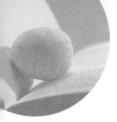

枸杞鴨脯

取光填鴨1隻（重約2000克），枸杞15克，精鹽10克，黃酒20克，味精2克，花椒3克，肉桂2克，蔥段、生薑塊各適量。將鴨子洗淨，汆水去血沫。枸杞用溫水泡軟。炒鍋上火，加入清水、蔥、生薑、花椒、肉桂、黃酒、精鹽，放入鴨子，旺火燒開，小火燜熟取出。斬除頭、頸、翅膀和爪子，剔除骨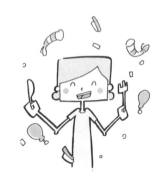頭，剁塊裝入品鍋中，將鴨脯剁成1公分寬的長條，蓋在上面，撒上枸杞，加入煮鴨子原汁，下精鹽、黃酒調味，上籠蒸約30分鐘取出即成。佐餐食用。具有滋肝明目、益腎助陽、補虛養血、消除疲勞的功效，適用於慢性疲勞綜合症等。

枸杞油燜大蝦

取大蝦400克，枸杞30克，五花肉50克，玉蘭片、香菇、油菜心各15克，醬油20克，黃酒15克，蔥段、生薑片、花椒油適量，白糖10克，鮮湯200克，太白粉15克，植物油75克。將枸杞洗淨，其中15克用水煮法提取濃縮汁15克，另外15克置小碗中上籠屜蒸熟。將大蝦洗淨，剪去腿、鬚，摘除沙線，頂刀切為4段。玉蘭片切長3公分的薄片。油菜心切成3公分的段。香菇剖開，五花肉切長3公分的薄片。炒鍋上火，放油燒至七成熱，將蝦塊投油中稍炸一下撈出，再用勺加油起鍋，油熱時加蔥、生薑烹鍋，把配料下鍋，加調料翻炒。加湯後將大蝦下鍋，燜至湯剩100克左右時調好口味，揀出蔥、薑，加油菜心及

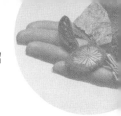

蒸熟的枸杞，用太白粉勾芡，淋入花椒油即成。佐餐食用。具有補腎壯陽、強壯精神的功效，適用於慢性疲勞綜合症等。

桂圓百合煲雞蛋

取桂圓肉10克，鮮百合50克，雞蛋1個，冰糖適量。將百合洗淨，解開，連同桂圓肉一併放鍋中，加冰糖，並加足量水，小火燉至百合熟爛。再將雞蛋打入鍋中，同煮5分鐘。佐餐食用。具有養心安神、補脾益血的功效，適用於慢性疲勞綜合症。

妙招 20 抗疲勞湯羹

世界各地的許多美食家都信奉這樣一個信條：「寧可食無肉，不可食無湯。」在我們所吃的各種食物中，湯是既富於營養又最易消化的一種。因為湯汁能在小腸中均勻分散，營養物質很容易被消化、吸收，所以喝湯有著使人發胖的潛在危險。據考證，大概有了陶器，也就有了羹，早期的羹是很濃的肉汁。現代羹的製作，多是在湯的基礎上拌入一定數量的太白粉，使之濃厚不游動。羹的品種較多，凡是軟、鮮嫩的原料都可以製成羹。原料切配以丁為主，因丁易勾芡均勻，但宜小不宜大。勾芡後可以放入必要數量的熟油，倒入芡內，使之肥、熱、香、亮。

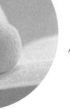

黑木耳豆棗羹

取黑木耳15克,黃豆50克,紅棗15個,精鹽適量。將黑木耳、黃豆、紅棗分別洗淨,加水泡漲,然後一同置於鍋內,加適量的水,小火燉至熟爛,加精鹽調味即成。佐餐食用。具有補腎益精、養心健腦、消除疲勞的功效,適用於慢性疲勞綜合症等。

荸薺黑木耳羹

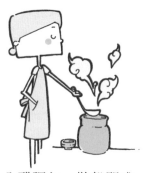

取荸薺150克,水發黑木耳100克,醬油、白糖、醋、植物油、鮮湯、太白粉各適量。將黑木耳去雜洗淨,瀝乾水分撕成片。荸薺洗淨去皮切片。炒鍋上火,放油燒至七成熱,將黑木耳、荸薺同時下鍋炒,加醬油、白糖、鮮湯,燒沸後用太白粉勾芡,加入醋調勻,裝盤即成。佐餐食用。具有潤膚明目、防老抗衰、消除疲勞的功效,適用於慢性疲勞綜合症等。

桂髓鵪鶉羹

取鵪鶉肉90克,豬脊髓30克,桂圓肉60克,桂花、冰糖、蔥、生薑、黃酒、鮮湯各適量。將鵪鶉肉洗淨,切成小塊,用沸水汆透去腥味,盛碗內。將豬脊髓洗淨後汆熟,除去血筋,盛入鵪鶉碗內,再放入桂圓肉、冰糖、黃酒、蔥、生薑及適量的鮮湯,上籠蒸爛後,去蔥、生薑,撒上桂花即成。佐餐食用。具有補氣血、益心脾的功效,適用於勞心過度、精髓虧虛之慢性疲勞綜合症患者。

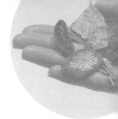

蛤蜊麥冬湯

取蛤蜊肉100克，麥冬15克，胡蘿蔔100克，蔥、生薑、精鹽各適量。麥冬洗淨，用潔淨紗布包裹。胡蘿蔔洗淨，切成細粒。將蛤蜊肉洗淨，放鍋內，再放入藥袋，加適量的水，小火煎煮40分鐘。棄藥袋，放入蔥、生薑片、精鹽，稍煮片刻，去蔥、生薑即成。佐餐食用。具有益智健身、滋養強壯、消除疲勞的功效，適用於慢性疲勞綜合症等。

雞肝湯

取雞肝150克，芹菜100克，黑木耳25克，鮮蘑菇50克，蔥、生薑、大蒜、植物油、黃酒、太白粉、麻油、精鹽各適量。芹菜洗淨，切成段。黑木耳加溫水浸透，洗淨，連同蘑菇一併切成丁。雞肝剁成泥，拌黃酒、精鹽、蔥花及太白粉。炒鍋置旺火上，放油燒至六成熱，下蔥段、生薑片、大蒜末稍炒，再放蘑菇、黑木耳，加適量水煮沸後，入肝泥並攪和，投入芹菜煮沸，去蔥和生薑，澆上麻油盛起即成。佐餐食用。具有養肝補血、強身明目、增強體質、增加活力的功效，適用於慢性疲勞綜合症等。

小叮嚀

營養不良性疲勞多發生在不吃早餐或早餐品質差的青少年身上。長期素食的人也容易發生疲勞，這與從食物中攝取的熱量和營養不足相關。錯誤的節食減肥方式也是導致機體營養不良性疲勞的主要原因之一。飽食同樣會使人睏乏。偏食也會引起疲勞。

糖類食物攝入量高，會致人無精打采、胡思亂想，愛激動，喜吵架或性情多變；某些富含酪胺的食物如牛肉、啤酒等攝入過多也會導致人精神抑鬱、疲乏、煩躁不安、健忘、失眠等。長期大量飲酒會容易使人疲勞，並會導致慢性酒精中毒。

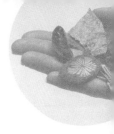

B 運動抗疲勞妙招

妙招 21 適度運動對消除疲勞至關重要

疲勞者的運動強度必需謹慎控制，因一旦超過該病難以耐受的運動強度，就會產生極其不利的後果。辦公時應該每隔1個小時活動一下，可以做簡單的保健操，也可以隨意活動活動筋骨。坐的時間長了，眼部、頸部、手部、腰部是最易疲勞的幾個部位，做做按摩或伸展肢體雖然用時不多，卻可有效防止上述部位的勞損。快節奏的健美操只適合於年輕人，中、老年人的活動量不要太大，否則會適得其反。靜坐放鬆也可有效緩解疲勞，每天抽出一段時間靜坐，完全放鬆全身的肌肉，去掉腦中的一切雜念，可以調節全身臟器活動。

運動的抗疲勞作用

運動最能健身，特別是腦部疲勞了，其消除的最有效辦法就是運動，比其他休息、吃藥、睡眠等方式都管用。腦力勞動疲勞了，到室外活動一下，做幾下適合於自身特點的運動，能調節情緒，可使全身器官受益，受益最大的器官是大腦。其機制是：運動鍛鍊最能增強腦中多種神經遞質的活力，使思維與反應更敏捷。

假使不經常運動，身體可能無法有效地運用氧氣。肌肉需要氧氣，否則它們不能達到最大及最久的工作量。結果是：當需要肌力

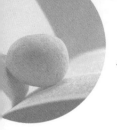

時，得不到它，且很容易疲勞。因此，必須利用時間讓身體動一動，以消除疲勞。如晨間運動，除有益於身體健康外，還為新的一天注入活力；專注工作時感到疲倦了，也可以活動筋骨來消除疲勞。

交替運動可用來對付疲勞

交替運動可使人體各個系統交替進行鍛鍊。交替運動的方法很多，像體腦交替、動靜交替、左右交替、前後交替等。體腦交替，是指體力活動和腦力勞動交替進行。腦力勞動者工作一段時間後，可散步、做操或者簡單地活動筋骨，這樣有益於調理緊張的神經系統。有人採用冷水浴和熱水浴冷熱交替的方法，對緩解體力和腦力的疲勞都很有效。經常伏案工作的人可進行邏輯思維和形象思維的交替鍛鍊。

人在緊張的環境中工作一段時間後會感到疲勞，需要及時恢復體力，否則會導致各種疾病。恢復體力通常有兩種方式，積極恢復和消極恢復。大多數人習慣於消極恢復，比如坐下來，全身放鬆，聽聽音樂，睡覺等。但有些人疲勞之後失眠，或者睡醒之後仍感到疲勞，甚至厭食、頭痛、身體局部疼痛等。經常處於緊張狀態的人可以到自然環境中放鬆自我，遠離喧囂的都市，到森林、山川、大江大河、海濱去，沐浴陽光，呼吸新鮮空氣，欣賞自然風光，不僅能緩解疲勞，而且能使人心胸開闊、心靈淨化，在體力、腦力、心理等各方面產生良好的調節作用。

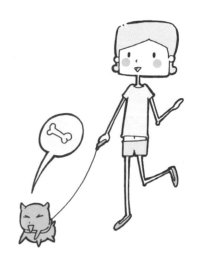

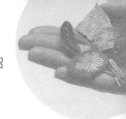

運動緩解疲勞的機制

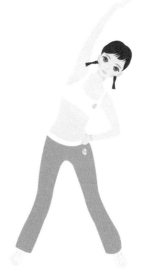

運動和改善機體心理狀況、神經內分泌和免疫功能等方面具有密切聯繫，運動有利於改善一些慢性疾病諸如心理和免疫方面的繼發變化；這是因為運動能降低負性影響，調節內源性阿片肽、應激激素的釋放，並且增強免疫功能。適度的運動鍛鍊可減弱有害應激源誘導的心理和免疫功能的變化。此外，不間斷的有氧運動訓練可使免疫監視功能增強，並且可能減緩疾病的進程。因此，適度運動對消除疲勞有著重要的作用。

運動療法包括散步、慢跑、太極拳、八段錦、易筋經等，患者要根據自己的年齡、體質、性別及身體狀況選擇適合的運動方法。這些運動透過肢體的運動加上意念和呼吸的配合，調整患者體內陰陽氣血的平衡，另外在優美的環境中進行鍛鍊也有怡情易性的作用，這些潛移默化的作用使人的生理功能得到加強，心靈得到淨化，這對消除身心疲勞來說，無疑是非常重要的。

透過運動可以提高機體的抗病能力，提高機體對於工作和勞累的耐受力，更重要的是能使人體精力充沛，從而保持一份好的心情，以適應現代社會的變化和處理好各種關係。因此運動又成為心理調節的重要方式，從而在消除疲勞中發揮重要的作用。

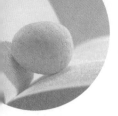

注意事項

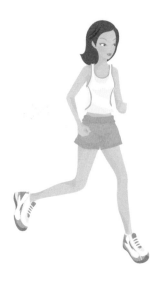

透過積極主動的運動鍛鍊，在改善了生理機能的同時，心理狀態也發生改變，使人變得自信、樂觀、積極向上，這些作用對疲勞者是非常有利的。

由於疲勞者的臨床表現是以疲勞為主，伴見其他的症狀，如失眠、頭痛等，比較複雜，針對不同症狀，在運動上都有不同的要求，但要以適度為原則。運動是人類生存的基礎，但運動必須遵循科學規律，才能達到健身、防病、治病的目的。如果違背科學規律，盲目地做一些不適合自己的運動，不僅達不到健身防病的目的，還會加重對身體的損害。步行和慢跑的強度應以中等比較適合，例如一位患者的年齡是35歲，跑完後測得心率為135次/分，耗氧量為60％，即達到了中等強度。太極拳的鍛鍊強度和時間，應以練完後神清氣爽，不覺勞累為度，不可過於貪圖鍛鍊效果而隨意加大鍛鍊強度和延長鍛鍊時間，應本著循序漸進的原則，逐漸增加運動量，只有這樣才更有利於疾病的康復。

小叮嚀

經常酗酒會使大腦神經不斷地遭到破壞，從而使大腦容積逐漸縮小。在大量飲酒者中，85％的人出現記憶力和邏輯思維能力明顯下降的情況。酒精能夠直接透過胃黏膜吸收進入血液，並很

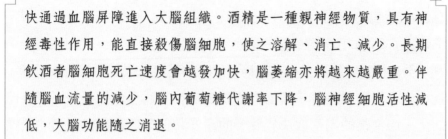

快通過血腦屏障進入大腦組織。酒精是一種親神經物質，具有神經毒性作用，能直接殺傷腦細胞，使之溶解、消亡、減少。長期飲酒者腦細胞死亡速度會越發加快，腦萎縮亦將越來越嚴重。伴隨腦血流量的減少，腦內葡萄糖代謝率下降，腦神經細胞活性減低，大腦功能隨之消退。

妙招 22 運動後如何消除疲勞

肌肉活動時間長了，人會感到渾身沒勁，生理學上把這種現象叫做疲勞。疲勞時人體還會有其他表現，如精神不振，感覺遲鈍，動作不協調、不準確，運動成績下降等。

運動疲勞的產生

人體的疲勞在體育運動和體力活動中有兩種情況，一是某一局部肌肉長時間收縮，隨著能源物質的大量消耗，該處肌肉工作能力逐漸下降，直到再也不能隨意收縮了。再有，就是屬於全身性疲勞，這種疲勞是由於人體長時間地進行某種活動，使神經系出現一種保護性抑制，表現為「整體」工作能力下降，但絕不是全身各部肌肉一點都不能活動了。

局部肌肉疲勞，通常採用轉換肢體工作的方法來盡快恢復。訓練時分組練習的項目，中間安排的一段休息，其實就是讓運動後的肌肉恢復一下工作能力。訓練時有意識地安排一些肢體放鬆動作，或穿插

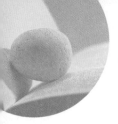

有趣味的遊戲性練習，巧妙地安排不同肢體或不同性質的訓練內容，都是為了促進局部肢體疲勞的消除。

全身性疲勞的出現，是在局部疲勞的基礎上累積而成。要鍛鍊，就會使人體出現疲勞。從生物學角度來說，疲勞和恢復是不可分開的，人體恢復的過程取決於疲勞的深度和性質。在緊張劇烈的肌肉運動之後，人體內臟器官的功能以及人體能源物質的貯備，都會出現「超量恢復」階段。如果下一次訓練負荷落在超量恢復階段，人體訓練水準就會逐步提高；如果落在未完全恢復階段，就會加深疲勞程度，使疲勞消除的時間延長。如果人體長時間處於疲勞不能消除的狀態，就可能導致過度疲勞狀態，這對於運動水準的提高和身體健康都是非常有害的。

消除運動疲勞的妙招

疲勞出現後，必須適當休息才能消除。休息的方式有兩種：靜止性休息和活動性休息（也叫積極性休息）。靜止性休息時，大腦皮質神經細胞可大量補充被損耗的能量，使疲勞逐漸消除。每天應維持足夠的睡眠時間來消除疲勞。這點對正在生長發育階段的少年兒童更為重要。但是在自然狀態下，人體恢復過程是緩慢的；在一次大運動量訓練後，一般需要2～3天才可恢復；有的甚至在緊張的訓練和比賽之後，恢復過程達6～8天。而採用訓練積極性休息的方法就可以加快恢復的過程，較快地消除疲勞。

（1）**足夠的睡眠**。體育鍛鍊中能源物質大量消耗，身體機能明顯下降，充分的休息是讓疲勞盡快消除的重要方式，而休息的最佳方法為睡眠。因此，在體育鍛鍊後，要獲得足夠的睡眠。

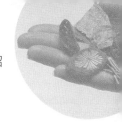

（2）**整合性活動**。在體育鍛鍊後可採用一些整合性活動，對促進身體機能的恢復有明顯的作用。整合性活動主要包括一些小強度慢跑、伸展性練習、按摩等手段。對用力最多、最疲勞部分的肌肉進行放鬆按摩，是一種很有效、目前採用也最多的消除疲勞的方法。主要採用力量較輕、時間較長的揉和揉捏手法，結合運拉、叩打等，都可以獲得滿意的效果。

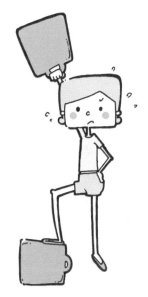

（3）**補充營養**。有研究發現，當人體感到疲勞或大運動量訓練後，給予100～150克葡萄糖，以補充運動中熱能的消耗，可促使肝糖元的儲存，預防脂肪肝，並且有恢復血糖水準，加速祛除血乳酸的作用。另外，在膳食中要注意補充蛋白質、維生素B_1、維生素B_2、維生素C、尼克酸及水和礦物質。

（4）**溫水浴**。鍛鍊後進行溫水浴，由於熱水的溫熱作用，可以改善血液循環，加速代謝廢物的排出過程。

科學研究證實，疲勞出現後，透過服用某些藥物（如人參、五味子），利用氣功、理療、水浴、蒸氣浴、按摩、氧氣吸入、氣壓按摩、電療刺激、電療睡眠、空氣負離子吸入等方式，對加速疲勞的消除都有積極的作用。不過，人體對各種消除疲勞的方法也有適應能力，某種措施持續採用後，經過一段時間，其作用就逐漸喪失了。因此，必須經常變換恢復方式，並不斷創造新方法，以加快疲勞的消除。

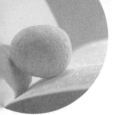

小叮嚀

　　光污染的危害主要表現在對人體生理時鐘有干擾。如果人長期在燈光下工作和生活，體內的生理時鐘就會紊亂，造成體溫、心跳、脈搏、血壓等的不協調。在整個人體中，經絡系統與血液系統相似，也是分佈於全身的。如果眼睛疲勞了，身體的其他部位也會發生病變，常在燈光下工作的人，生理時鐘發生紊亂，白天在燈光下強打精神，晚上睡不好覺，早晨起來渾身酸痛，由於長期無法擺脫疲倦，會有無力感，這就是慢性疲勞綜合症。光污染產生的無力感是先兆，長期如此可引起精神上的抑鬱，而抑鬱症又會加重身體的不適。長期坐辦公室的人不妨經常做做眼睛保健操，消除眼睛的疲勞狀態。

妙招 23 運動消除疲勞小竅門

　　推薦以下幾種簡單易行的運動，不分年齡，隨時隨地都能做，可以讓你在頃刻間擺脫疲勞。

適合久坐的人做的運動

　　（1）雙腿前伸，腳尖上抬：坐姿，雙腿向前伸直，腳尖上抬。雙手向前伸，盡可能將胸部貼近大腿，持續10～15秒鐘，重複10次。

　　（2）腳掌相對，身體前屈：坐姿，雙腳掌心相對，後背保持挺直，上半身向前傾，持續10～15秒鐘，重複10次。

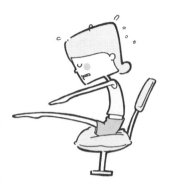

（3）**肩部伸展**：將左手臂放在右手臂上，兩前臂相交成十字，左手用力將右手拉近身體，保持10～15秒鐘，重複10次換另一邊。

（4）**手肘後拉**：右手臂舉過頭，前臂彎曲自然垂放在後腦勺處，再用左手抓住右手肘關節處，用力往左側牽拉，持續10～15秒鐘，重複10次。

（5）**抱膝運動**：仰臥，雙手相握，抱住左膝往胸口拉，持續10～15秒鐘，重複10次，換邊。也可以同時抱兩膝蓋。

適合在做家務空檔做的運動

（1）**手扶椅背後跨步**：站姿，手扶椅背。右腳向後跨，重心放在左側，膝蓋慢慢彎曲下壓，保持10～15秒鐘，重複10次後換另一邊做。

（2）**背部伸展**：坐在椅子上，雙手抓住桌子邊緣，下巴內收，用力將坐著的椅子往後方推，直到雙手完全伸直為止，持續10～15秒鐘，重複10次。

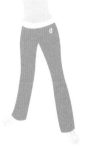

（3）**腰部伸展**：坐在椅子上，雙腳與肩同寬，上半身前傾，向雙腿中間彎下，胸部貼到大腿後，上半身完全放鬆，持續10～15秒鐘，重複10次。

（4）**轉體運動**：坐在椅子上，背挺直。以左肩帶動上半身慢慢向左側扭轉，直到腰部微微緊繃為止，持續10～15秒鐘，重複10次，換另一邊進行。

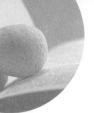

（5）站姿彎腰：站姿，雙腳與肩同寬，雙手自然下垂，慢慢前傾，直到背部微微緊繃，上半身完全放鬆，持續10～15秒鐘，重複10次。

小叮嚀

　　家庭裝修熱使人們在享受豪華、舒適、溫馨的居住環境的同時，也在遭受著裝修污染。人們住在受到污染的居室中，會感到眼睛、鼻腔、咽喉部黏膜乾燥、刺激，並經常有頭暈、頭痛、乏力和睡眠差等症狀。為了有效防止污染，在房屋裝修完工後，應將門窗打開通風5～10天，再入住比較安全。

妙招 24 一分鐘運動也可以消除疲勞

　　在疲勞後更換運動練習或做些放鬆動作，都可達到消除疲勞的目的。這種方法就是活動性休息。因此，一分鐘運動可以消除疲勞也就不再是神話了。

快速消除疲勞

　　（1）撇唇：把嘴唇撇成「八」字形，下唇盡量往下撇。這動作可刺激唾液的分泌，有助於恢復精力。

　　（2）扇動鼻子：集中精力不停地扇動鼻翼可以刺激經絡，加強呼吸活動。如果辦公室裡的空調阻礙了你與自然界的交流，別猶豫，快

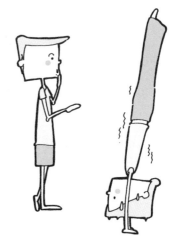

去打開窗戶（如果窗戶是封閉的，就找個理由下樓轉一圈）透透氣，健康是第一位的。

（3）不斷伸縮脖子：伸時盡量使脖子向上伸，下巴後收，兩肩盡量下垂，連續做30次後，做縮脖子動作30次，可刺激甲狀腺和甲狀旁腺的活動，收到提神的效果。

（4）運動雙手：雙手不停地做握拳和鬆開的動作，可以使手部的血液暢通。

（5）內八字快步走：盡量把腳尖向內彎，能有效地消除腿部肌肉疲勞。

（6）敲打大腿：坐正，一手握緊連續敲打同側大腿，另一手盡量把五指伸長使勁揉搓同側大腿。做一段時間後兩手互換動作，這樣可促進腿部血液循環。

簡便方法消除腦部疲勞

（1）強化呵欠：有意的打幾十個呵欠，可以補充氧氣，排出二氧化碳。

（2）伸臂彎腰：肌肉緊張時，可重複作伸臂、彎腰動作，使肌肉舒展，氣血流通，記憶力增強。

（3）大腦低位：用腦過度以致頭昏腦脹時，如果做幾次倒立，或作頭低位平躺，就能迅速改善腦部血液循環，消除腦部疲勞。

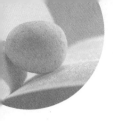

敲打前額除疲勞

利用敲打前額的方法，能消除因看書報過多、時間過久時，眼、頸和腦產生的疲勞感和因此長時間造成的頭痛或頸痛。敲打前額的方法如下：

（1）全身放鬆，雙手握空心拳，先深呼吸2次，然後雙手舉拳置於前額，輕輕拍打。由中心起，向左右兩邊而去，一直敲至前額兩側，來回20次。動作要均勻，用力不要過大，做完這套動作後再看書報，精神必然更好。

（2）在晚上洗澡之後全身感到輕鬆時再做這套動作，將會更加有效。這樣不僅有助於消除頭、眼部的疲勞，還能使頭皮受到刺激，加速其新陳代謝，促進血液循環，可產生防止脫髮及烏髮的效果。

小叮嚀

人對聲音的承受能力是有一定限度的。噪音可引起疲勞，但強度較低的噪音引起疲勞的可能性因人而異，青少年可持續幾小時聽高強度的搖滾樂並感到舒適，但他的父輩卻在聽到這種噪音1分鐘之後就會發生聽覺疲勞。長期處於噪音環境中的人，容易發生眼疲勞、眼痛、眼花和視物流淚等眼損傷現象。噪音對視力的不良影響主要是破壞了體內某些維生素的平衡，故在噪聲環境下工作的人應多吃些水果和蔬菜，以減少體內維生素的失衡。

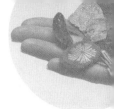
妙招 25 忙裡偷閒做運動

運動要持之以恆地進行才有效，但不一定要去健身房練得大汗淋漓、氣喘吁吁。這裡介紹一些簡單的、容易操作的小運動，它能幫助你消除疲勞。

旅行途中可以做的運動

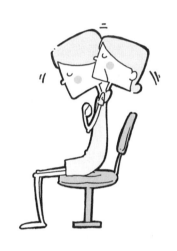

（1）頸部伸展：坐姿，雙手抱頭，兩肘向內夾頰，稍用力下壓使頸部前屈，然後頸部用力盡量後仰，做8次，每次靜止1～2秒鐘。

（2）肩部伸展：坐姿，十指交叉上舉，掌心朝上，由慢到快用力後振10次。

（3）胸背伸展：坐姿，兩臂屈肘前平舉，含胸低頭，然後兩臂向側後平行伸展，抬頭挺胸，做10次。

（4）體側伸展：坐姿，一手叉腰，另一手臂伸直上舉，上體稍側屈，手臂用力向側上方伸展5次，然後換另側做，每次靜止1～2秒鐘。

（5）腰腹伸展：坐姿，兩手抱頭，體前屈，然後上體後仰，肘關節外展，盡量把身體伸直，保持3～4秒鐘，慢速做5次。

（6）腿部伸展：坐姿，雙腿屈膝置於胸前，然後兩腿同時伸直，腳尖前伸，做10次，每次靜止1～2秒鐘。

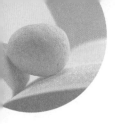

忙裡偷閒做點運動

（1）**擦面法**：將手心搓熱平放在面部，以中指從鼻翼兩側的迎香穴處開始，由下而上擦到額部，然後向兩側分開，向下擦兩頰，每日2次，每次20～30遍。能改善面部血液循環，達到預防感冒、醒腦美容之功效。

（2）**叩齒法**：放鬆神經，輕閉口唇，有節奏叩擊上下牙齒，一般先叩兩側臼齒30～40次，再叩門牙30～40次。最後舌舔牙周5圈，每日3～5遍，能促進牙齒周圍的血液循環，取得固齒防病之功效。

（3）**吞嚥法**：叩齒後用舌尖舔口腔周圍，等唾液豐盈後再漱5次，然後分3次咽下，每日2次，每次5～10分鐘，可以達到強身健胃、益壽延年的功效。

（4）**拉耳法**：兩手分別上下捏拉兩耳3～5分鐘，然後捏耳3～5分鐘，可刺激末梢神經，調節和改善身體各器官間的相互關係，收到強身健腦之奇效。

（5）**提肛法**：全身放鬆，吸氣時像忍大便收腹提肛，呼氣時如解小便鬆肛，每日2次，每次30～40次，可調節自主神經，促進胃腸及肛門部位血液循環，防治痔瘡、脫肛、便祕等。

（6）**擦大椎**：先用手捏頸部大椎穴處3～5分鐘，然後上下搓擦，直至發熱，可抵禦風寒，強身健體。

（7）**揉足三里**：將拇指與食指相對，兩手同時揉壓兩側足三里穴，先順時針後逆時針方向各揉壓30～40次，每日3次，可使身體強壯，提高人體免疫功能。

此外，還有乾梳頭、揉合谷，兩手搓熱揉百會等都可以作為繁忙

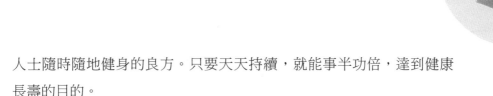

人士隨時隨地健身的良方。只要天天持續，就能事半功倍，達到健康長壽的目的。

小叮嚀

　　如果長期生活在凌亂、擁擠的環境中，會使人的心理狀態失衡；室內傢俱過分擁擠，致使空間狹小，也會使人有一種壓抑和煩悶感；傢俱色彩不協調，門窗、牆壁、地面、織物顏色過於鮮豔，繁雜耀目，會令人焦慮不安，易於疲勞；也會導致人體生物化學系統發生改變，擾亂體內自然平衡，使機體循環有序的體溫、心跳、脈搏、血壓等變得不協調，從而危害身體健康。

妙招 26 簡易鍛鍊可以消除疲勞

　　在緊張繁忙的生活工作之餘，千萬別忘記鍛鍊身體，不妨嘗試下面的簡易鍛鍊法，它可以幫助你消除疲勞。

消除疲勞的簡易鍛鍊

　　（1）**頭俯仰**：頭向胸部低垂，然後向後仰伸，停片刻，以感覺頸部發酸為度。如將雙手交叉抱頭做運動，則效果更佳。

　　（2）**頭側屈**：頭向一側屈，感覺有些酸痛時，停片刻，然後換另一側做。

　　（3）**頭繞環**：頭部先沿前、右、後、左，再沿前、左、後、右用

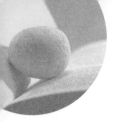
力而緩慢地旋轉繞環。練習中常可聽到頸椎部發出響聲。這個動作有助於增強頸部肌肉。

（4）肩聳動：肩部是連接頭部的重要部位，但平時肩部活動機會不多。聳肩活動有三種：一是反覆進行一肩高聳，一肩下降；二是兩肩同時向上聳動；三是兩肩一上一下向前後環繞旋轉。

（5）體側轉：坐姿，上體緩慢地輪流向左或右側轉動。

（6）腿抬伸：坐姿，小腿伸直用力向前抬起，腳面繃直，停片刻，放下，重複做。

（7）膝夾手：兩手握拳，拳眼相觸夾在兩膝間，然後兩膝用力擠壓兩拳。

（8）體放鬆：端坐座位上，全身放鬆，眼微閉（或望著天上的白雲），屏除雜念，鬧中求靜，呼吸自然深長。

上班族媽媽消除疲勞做運動

（1）伸展運動：原地站立或取坐姿，兩手向上伸直並伸展身體。做這個運動，你會感覺腹部、背部肌肉收緊，每次做6組，每組間隔停留5秒鐘。

（2）擴胸運動：站在原地，雙手在背後相握，伸直手的同時挺胸。擴胸運動對防止乳房下垂有奇效。如果你有心改善，隨時都可以做加強胸部的保養和護理。

（3）原地拍打身體運動：拍打是一種很好的自我按摩，可以放鬆酸痛的肌肉，避免由於肢體僵硬和麻木造成的頸椎和腰椎病。

（4）走路縮腹運動：上下班途中盡量走路，並注意走路的姿勢，挺胸、收腹，目光盡量平視，切忌含胸駝背，肌肉要完全放鬆。走路

的速度也要控制好，不緊不慢的狀態是最沒有效果的。

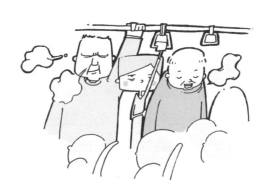

（5）甩包練手臂運動：女性一般都會攜帶小背包，在不妨礙別人的情況下，可以利用它鍛鍊手臂肌肉。但要注意安全。

（6）等車、坐車時的收腹練習：將注意力集中在腹部，全力收緊，感覺彷彿肚臍貼近後背，堅持5秒鐘後還原。反覆練習。

（7）乘車時練手臂、小腿、腹部運動：用手握住車上的吊環，時緊時鬆，反覆做，可練手臂。抓緊吊環（左右手輪換），雙腳微微打開，將身體前傾，可練腹肌。

（8）原地腳尖運動：用手扶緊辦公桌面，像芭蕾舞演員一樣用腳尖站立，累了再放下，如此反覆練習，可以美化小腿的線條。每天持續做3分鐘。

（9）搖擺運動：坐在椅子上或者站立，雙手叉腰，左右扭動腰，有利於減少腰部贅肉，使肌肉結實。也可以伸展單臂單側彎腰，停留5秒鐘，左右兩側輪換。

妙招 27　動動腳，疲勞不見了

散步是人類最好的休息方式之一。散步對人體有以下十大益處：

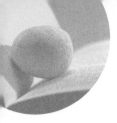

①大腦得以休息，腦力疲勞在散步過程中可迅速消除。②增強血管彈力，保護血管壁，減少血管破裂的可能。③增強肌肉力量和促進血液循環。④增強心臟功能，使心跳減緩而搏動有力。⑤增強對緊張的耐受力，使心情開朗愉快，情緒穩定、平和。⑥減少三醯甘油和膽固醇在動脈壁上的積聚，防治動脈硬化。⑦減少血液凝塊的形成，預防心肌梗塞和腦血栓。⑧降低血糖，可防治糖尿病。⑨減少人體脂肪堆積，降低血壓，防治肥胖、高血壓。⑩減少腎上腺素的產生，保護血管。

腳步活動消除疲勞

（1）在辦公桌旁時：腳跟踮起，雙手平展後伸向頭頂，盡量拉直，同時做深呼吸，反覆3次，既鬆弛了關節肌肉，又增進血液循環，還可清醒腦子。

（2）在沙發上時：坐穩身子，四肢放鬆，雙腳腳趾輪流向上下屈伸，反覆3次，隨後腳踝帶動腳掌向內側和外側各轉5圈，可以刺激經脈。

（3）在閱讀時：兩腳同時著地，坐穩，先左腳做前後磨地運動，右腳保持不動，來回8次後換腳，做完左右各8次後雙腳併攏，再一起前後磨動8次。

（4）在公共汽車上：先以腳尖後以腳跟站立，一腿稍直，腳尖輕抬，另一條腿自然彎曲，以腳尖點地2～3分鐘。穿高跟鞋的女子尤其要注意做腳尖上抬運動。此動作對全身血液循環大有益處，使人保持輕鬆的步態，充滿朝氣。

（5）在工作休息時：條件許可時可嘗試倒退走路。如同划艇運

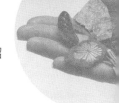

動員那樣，走時雙眼平視正前方，步子適中，速度為正常行走的2/3左右，每天持續3次，距離遞增至200～300公尺為宜。倒走時腦細胞功能約可提高10％，經常鍛鍊，可加強身體的協調性，使體態靈敏纖巧。

（6）拿取文件時：從書架上取文件時，別忘了跳腳走幾步，站立時左腳腳尖伸直，膝蓋不能彎曲，停5秒鐘換腳，反覆2次，它對小腿的內、外脛均十分有效，既省時又鍛鍊了肌肉，還能產生收緊臀部的作用。

（7）看電視時：晚上看電視時，可坐在沙發上，用膝蓋頂胸部，提起雙腳，雙手按摩腳趾，並使每個腳趾做圓周運動，順、逆時針方向各4圈，雙腳輪換。

（8）在睡前：躺在床上做3分種倒騎自行車運動，身子要躺平，最好不要枕頭。舉高的雙腳會使血液快速回流至肺部，給肺部帶來大量氧氣，可以消除一天的疲勞，幫助入睡。做此運動時雙腳輪換速度要均勻，不要太快或太慢。

動動腳，消除視覺疲勞

透過活動雙腳，刺激足部腎經的湧泉穴、肝經的大敦穴，以及膀胱經的至陰穴，能夠補肝益腎，交通陰陽，有效地提高人體元氣，神旺氣足則眼睛明亮。

（1）伸足：自然正坐位，雙手叉腰，兩腳掌著地，與肩同寬。吸氣時，將一條腿舉起，盡量伸直，足背繃緊，足心朝地，維持此姿勢10～15秒鐘，期間自然呼吸，意在足底湧泉穴；腳還原放下時呼氣，收腹。左右腿交替做2～4次。最後同時抬起雙腿，繃緊足背，放下，做2～4次。

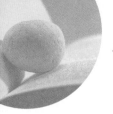
（2）勾足：坐姿同上。吸氣時，抬起一條腿，盡量伸直，然後足趾用力向頭部勾，維持此姿勢10～15秒鐘，期間自然呼吸，意在足底湧泉穴；腳還原時呼氣。左右交替做2～4次。最後雙腳同時抬起，勾腳，還原，做2～4次。

（3）內轉踝：坐姿同上。吸氣時，單腿上抬前伸，向內轉踝，足跟向前蹬，維持10～15秒鐘，自然呼吸，意在湧泉穴；腳回縮時呼氣，收腹，足尖向裡，大趾領動，意在大趾甲外側大敦穴，自然呼吸，維持10～15秒鐘；腳還原放下時呼氣，收腹。左右交替各做2～4次。再雙腳同時抬起內轉，反覆做2～4次。

（4）外轉踝：坐姿同上。吸氣時單腿上抬前伸，向外轉踝，足跟前蹬，維持10～15秒鐘，自然呼吸，意在湧泉穴；腳回縮時呼氣、收腹，足尖朝外，小趾領動，意在小趾外側至陰穴，自然呼吸，維持10～15秒鐘；腳還原放下時呼氣，收腹。左右交替各做2～4次。雙腳同時上抬外轉，反覆做2～4次。

注意雙腳同時做伸、勾、內轉、外轉動作時，臀向後坐，也可靠椅背，身軀正直，雙手也可交叉於椅背之後。

跳國標舞

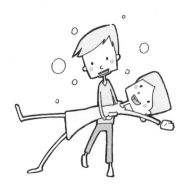

跳國標舞是一種很高雅的運動，不僅可以鍛鍊身體，陶冶情操，而且可以調節心情。疲勞者在身體可以耐受的情況下跳跳國標舞，也是運動療法的一種，但最好選用一些節奏較慢的舞步，如華爾茲、布魯斯等。

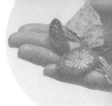

小叮嚀

　　散步應在環境優美、空氣新鮮的地方進行，一般速度緩慢，每分鐘宜在80步以內。開始每天半小時，不覺疲勞可逐日增加，直至2000～3000公尺。姿勢和動作要領是全身放鬆，昂首挺胸，目視前方，兩臂自然擺動，步伐穩健，身體重心落在腳掌前部，呼吸自然或配合腳步有節奏地呼吸。散步的時間和速度及路程的長度應根據自己的身體情況而定，一般以感覺舒服而不累為宜，也可以採取循序漸進的方法。

妙招 28　抗疲勞的保健操

　　保健操多種多樣，但抗疲勞的保健操值得好好學一學。

手掌保健操

　　中醫認為，人體的每個局部都是全體的一個縮影，都包含著整體的全部訊息，有各部位和各器官的反應點和反射區，內臟通過手太陰肺經、手陽明大腸經、手少陰心經、手太陽小腸經、手厥陰心包經和手少陽三焦經與手相連，內臟的細微變化能夠表現在手掌上，而透過手掌的自我保健，自然能夠達到調節內臟功能的作用。手掌保健操是一種最簡單易學，而且隨時隨地均可做的保健方法，對於消除手部及全身疲勞確實有效。

　　（1）轉拇指從拇指根旋轉，其他四指不動，拇指尖轉的幅度應盡

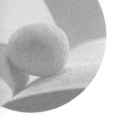

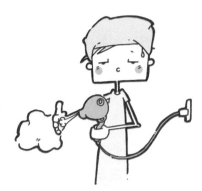

量大些，並充分轉動拇指根部，分別向內外兩個方向交替旋轉，每次大約轉1～2分鐘。

（2）雙手緊緊相握，以一手的拇指用力抓住另一手的小魚際，並要將左右手交替放在上方。

（3）用吹風機的熱風吹一下手掌，直到感到發熱為止，反覆吹6～7次，再用冷風吹3次，並用同樣方法刺激手背，使周身感到溫暖為度。

（4）手背的陽池和中渚穴是治療全身疲勞感有效的穴位，用手指按壓這兩個穴位，或用艾灸效果更好；按壓手掌的手心區，用拳頭叩擊整個手掌，或按壓整個手掌，可使身心舒暢，解乏提神。

腦保健操

用腦過多的人，容易腦部氧氣不足，造成頭腦昏沉，尤其到了下午，更顯得精神不濟，注意力無法集中。此時可做腦保健操，可活化腦部機能，提高注意力和思考能力。

（1）用雙掌輕揉太陽穴。

（2）雙手置於後腦，一邊吸氣，一邊頭慢慢向前彎；接著一邊吐氣，一邊把頭慢慢向後仰。

（3）雙手置於後腦，做上下揉搓及按壓的動作。

（4）雙手交握，相互交叉，採用右手大拇指在上及左手大拇指在下的動作，交替進行。

（5）指根交叉，用力緊壓手指3～5秒鐘，放鬆後再交叉，反覆數

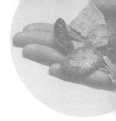

回。

（6）腳底緊貼地面，上半身放鬆，然後雙手手掌朝下，做前後擺動狀。

眼睛保健操

（1）**閉目入靜**：坐姿或站姿。雙腳分開與肩同寬，雙臂自然下垂，身體保持正直，全身放鬆，兩眼輕閉。可緩解睫狀肌緊張，消除視力疲勞。

（2）**按壓睛明（雙眼內眼角）**：雙手食指分別按壓雙側睛明穴，其餘手指呈握拳狀，每拍按壓1次。具有防治視覺昏蒙的功效。

（3）**按揉太陽、攢竹，抹刮眉弓**：第一、二個八拍，雙手拇指按揉太陽穴，食指按揉攢竹穴，每拍按揉1次。第三、四個八拍，雙手食指彎曲，餘指握拳，由眉毛內端向外抹刮，每2拍抹刮1次。

（4）**按壓四白**：每拍按壓四白穴1次。取準穴位，採取按壓手法，而不是按揉手法。因為按揉穴位不易準確。

（5）**撚壓耳垂，轉動眼球**：雙手拇指和食指，分別夾住耳垂，每拍撚壓1次。轉動眼球，第一、二個八拍眼球沿逆時針方向轉動，其轉動順序為上、左、下、右。第三、四個八拍眼球沿順時針方向轉動，其轉動順序為上、右、下、左。每拍轉動一個方向。

（6）**揉撚合谷，眺望景物**：第一、二個八拍右手拇指壓於左手合谷穴，食指墊於掌面與拇指呈對應位置，每拍揉撚1次。第三、四個八拍，雙手輪換，每拍揉撚1次。與此同時雙眼遠眺景物。動作要點：合谷穴採用揉撚手法。遠眺景物與揉撚合谷穴同時進行，但須注意，遠眺時應背向陽光，盡量望遠處目標。揉撚合谷具有醒腦、增強新陳代

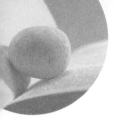

謝的功能。遠眺,可緩解睫狀肌的緊張度,達到鬆弛晶狀體的目的。

小叮嚀

　　社會因素可促使疲勞產生,現代社會的競爭成了每個人都得面對的問題,在這樣的環境中,人們要努力去思考、去拚搏;獨自從事體力或不需太多腦力的勞動時,由於孤獨的心理壓力以及未能和外界交換資訊,很容易對工作產生單調的感覺,從而很快出現厭煩和疲勞。因此,孤獨者必須正確地評價自我,學會一定的社交技巧,注意培養自己生活的樂趣。

妙招 29 消除看電視疲勞的保健操

　　平時我們看電視換台的瞬間,是對眼睛刺激最大的時候,因為多數電視在換台的一瞬間,會出現黑屏和突然變亮的情況,這一瞬間的變化,對眼睛會造成一定的刺激和不適應,頻繁的換台,比長時間看電視更容易導致眼睛的疲勞。坐在床上看電視劇,更容易脖子酸,腰也痛。這裡介紹一些簡單的保健操以消除看電視所引起的疲勞。

保健體操

　　(1)閉目,用雙手食指分別輕按在眼球上,順時針和逆時針方向按摩各10次,然後在前額及兩邊太陽穴自由按摩30～40次。

　　(2)十指彎曲,以指代梳從額前向頸後梳頭6～10次。

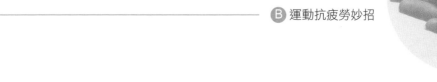

（3）點頭、抬頭各5次。

（4）由右至左再由左至右緩慢地旋轉頸部多次。

（5）雙臂前伸，然後向左右分開，再向前合攏拍掌，雙臂回收放下，重複6～10次。

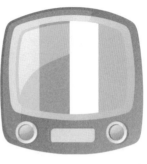

（6）先深吸氣挺胸，然後呼氣向前屈身彎腰，重複6～10次。

（7）雙臂自然下垂，前後、左右自然擺動雙臂6～10次。

（8）兩手握空拳，分別從大腿根部向膝蓋外反覆捶擊。

（9）兩腿分別向前踢10次。

（10）兩手握拳反手在背脊兩旁上下來回摩擦6～10次。每次約10分鐘，可在看完電視或看電視中做此操。

點穴叩打

反覆揉摩中指的中沖穴（指尖正中），並用手指叩打左右手掌正中間處。雙目輕閉，用中指按住眼瞼，拇指説明向上輕提眼皮3次，再在眼窩下按3次；然後用雙手中指從左右外角太陽穴推摩，反覆3～4次。最後閉上雙眼，用中指肚按在眼球上，輕按10秒鐘左右。

運眼

為了增加眼睛的靈敏性，消除眼肌疲勞，避免或延緩視力衰退，每天可採取以下3種方法保護眼睛。

（1）清晨，在空氣新鮮處，閉目，眼球從右到左再從左到右各轉5次，然後突然睜眼，極目遠眺。

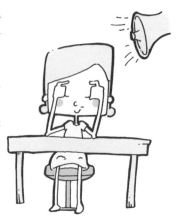

（2）平靜站立或坐，用眼依序注視左、右、右上角、左上角、右下角、左下角，反覆4～5次。

（3）用洗淨的雙手中指由鼻樑兩側眼內角鼻凹處開始，從上到下環形按摩眼眶，然後眨眼20次。

小叮嚀

　　玩電腦、看電視的朋友，最好不要坐沙發，這樣腰底部受力變大，容易引起背部疲勞，要坐在凳子上，而且每隔半小時或40分鐘就要起身到窗前眺望一會兒。感覺脖子酸痛的，可以做做簡單的體操動作，或者請家人幫忙揉捏脖子，用熱毛巾、熱水袋敷一下。

妙招 30　上網族消除疲勞的保健操

　　網路在改變我們生活方式的同時，也帶來了新的健康隱患。長期使用電腦的人，易出現頭痛、心悸、厭食、全身肌肉酸痛等症狀，他們失眠、興奮和注意力不集中的表現也明顯高於一般人。長時間在網路裡漫遊有害身心，一方面讓人產生社會隔離感和沮喪、孤僻、悲觀等心理；另一方面機體會出現視力下降、頸椎病、肩周炎、背痛、手

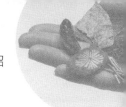

臂肌肉僵硬和手指靈活度降低等病變。下面介紹的這套保健操，對上網族消除疲勞有效。

頭部運動

這組動作透過頭向不同方向的運動，使頭部、頸部肌群以及頸椎都得到了鍛鍊，從而調節由於長時間的坐姿頭部對頸椎所造成的壓力。

（1）兩腳分開站立與肩同寬，雙臂屈上舉，雙手伸直置於頭上，抬頭挺胸，收腹沉肩，兩臂盡量向後外展；屈膝，雙臂由上至下，兩肘關節盡量內收，低頭含胸，收腹弓背。

（2）兩腳站立稍寬於肩，一腿向內屈膝，另一腿直立，同側手屈臂上舉，手伸直置於異側耳部，並輕輕向下拉引頭部，伸展頸側肌群，重心在直立腿上；兩腿伸直站立，上面的手隨著身體的直立，伸直放在頭上，收腹挺胸，眼睛平視前方。

（3）兩腳前後站立，前腿屈膝，重心在兩腿中間，兩臂伸直下垂，肩下沉，頭部向前伸，拉長頸部的肌肉；下肢不動，頭向屈腿的一方轉動，收下頷，同時兩臂屈放於腰部，上體隨頭部轉動。

肩部運動

透過對肩部韌帶的伸拉，改善肩部及兩臂的血液循環，從而緩解肩部的疲勞。兩腿站立稍寬於肩，一腿向內屈，另一腿直立，重心在兩腿中間，兩手屈臂上舉並置於頭後，兩手拉住，向屈腿的一側下拉上臂，頭向下看；兩腿伸直站立，雙臂伸直上舉，兩手握住，抬頭挺胸，收腹站立。

腰部運動

這組動作伸展腰部的肌群，長期練習，可改善不良姿態。

（1）兩腳分開站立與肩同寬，一臂上舉，另一臂下伸，身體向側拉伸，上臂盡量向遠伸，抬頭挺胸；下肢不動，身體恢復直立，上臂屈側展，手握拳，肌肉緊張，下臂伸展，兩肩盡量打開，收腹收臀。

（2）兩腿併攏伸直站立，雙手分開向後（可握把杆，也可扶牆），頭和軀幹向後屈，抬頭挺胸，兩肩放鬆；下肢不動，雙手握把，頭和軀幹由後向前屈，低頭弓背。

手指運動

透過此練習，伸展手指肌群，拉長小臂韌帶，緩解手指部小肌肉的疲勞。此動作站坐姿均可，上身保持正直，挺胸收腹，兩臂前伸，一上一下，下臂手腕上翹，由上面的手握住，輕輕向內拉引，然後四個手指由小指到食指依序從上面的手中伸出來。動作為一拍一動，每個動作可做2～4個八拍，左右交替進行練習。所有動作都要根據個人的身體狀況來掌握其幅度、速度和強度。

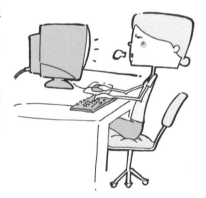

小叮嚀

上網者不要沉湎於網路之中，尤其不要迷戀網路遊戲。上網時間不宜過長，應控制在每次1～2小時之內，並盡量避免在深

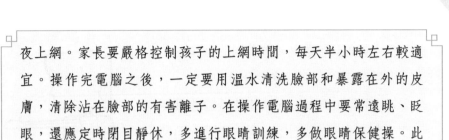

夜上網。家長要嚴格控制孩子的上網時間，每天半小時左右較適宜。操作完電腦之後，一定要用溫水清洗臉部和暴露在外的皮膚，清除沾在臉部的有害離子。在操作電腦過程中要常遠眺、眨眼，還應定時閉目靜休，多進行眼睛訓練，多做眼睛保健操。此外，要注意各種營養素的攝入和補充。還要加強體能鍛鍊。

妙招

31 電腦桌前的保健操

長時間坐著工作，特別是操作電腦久了，會感到很累。這時休息一下，做做專為操作電腦者設計的這套保健操，就能很快消除疲勞，恢復體力。

椅子操

（1）端坐在椅上，雙手放膝蓋上。一臂前伸，連同身體一起後轉，目光盯住手掌，吸氣。還原，呼氣，換手再做。

（2）端坐在椅上，雙手放膝蓋上。屈臂握拳，勾腳尖抬起，稍停。雙手放回膝蓋上的同時，繃腳尖，同時腳後跟帶動腳尖一起轉動。

（3）雙臂屈肘，雙手放肩上。兩肘前後做圓周運動。

（4）雙臂交叉，胸前抱臂。抬起雙臂，在胸前做圓周運動，同時活動雙肩、肩胛骨和胸肌。

（5）端坐在椅上，雙手抱一條腿膝蓋盡量貼近腹部。然後向前伸直這條腿，放回地面。換腿再做。

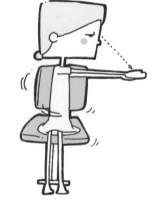

（6）向前伸直雙手，做游泳的動作，如蛙泳。盡量向前和向兩側拉長身體。

（7）端坐在椅上，一條腿膝蓋彎曲後轉向一側，如同朝一側跨出一步，還原，換腿再做。

（8）屈臂握拳，放胸前，伸開雙手向前、向兩側、再向上伸。

（9）一條腿伸直，腳尖朝上，另一條腿彎曲，腳尖朝下，模仿走路動作，輪流換腳。

（10）端坐在椅上，雙腿伸直。抬腿，向兩側轉動，在地板上空畫圓。

（11）端坐在椅上，屈臂，雙手放肩上。左右來回轉動身體，使胳膊肘盡量靠近椅背。

（12）端坐在椅上，雙手放頭後。頭向兩側來回轉動。

（13）雙手放膝蓋上。一隻手從上伸肩後，另一隻手從下向上伸肩胛骨處，雙手背後交叉。換手再做。

（14）緊貼椅背坐在椅上。挺直脊柱，微微低頭，向兩側輕輕轉動。假設胸前有一小球，盡量用下巴去接近球。眼睛睜大，跟著頭轉動。

小叮嚀

　　操作電腦者正確的坐姿應該是：背略向後靠，前臂和手掌與地面平行，大腿與軀幹、小腿與大腿約成90°角。眼睛與螢幕的上方成水平，目光向下，與顯示器中心成15°夾角。一般人前臂

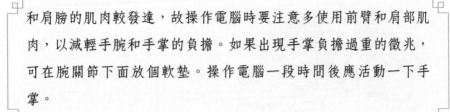

和肩膀的肌肉較發達，故操作電腦時要注意多使用前臂和肩部肌肉，以減輕手腕和手掌的負擔。如果出現手掌負擔過重的徵兆，可在腕關節下面放個軟墊。操作電腦一段時間後應活動一下手掌。

妙招 32 可以消除疲勞的頸肩操

頸肩操可改善頸部的血液循環，消除疲勞，並可鬆解黏連和痙攣的軟組織，有預防頸椎病的作用。

點頭側頸

預備動作：取站位，軀幹挺直，雙腳自然分開，與肩同寬，全身放鬆，雙眼自然開合，頭頸中立位，精神集中於動作。

動作分解：①雙手叉腰，頭頸左側屈。②頭頸右側屈。③頭頸前屈。④頭頸後仰。按此反覆做到4個八拍後，頭頸復回中立位。

作用：主要鍛鍊頸項前、後、左、右的活動功能，加速頸肌血液循環，消除阻滯，防止頸項軟組織黏連和韌帶鈣化，消除疲勞等。

上肢旋前

預備動作：同上。

動作分解：①雙手開掌自然放下，左手向外舉起與肩呈水平，掌心向下，右手內收旋肩，掌心搭於左肩，頭頸隨右肩旋轉於左邊。②

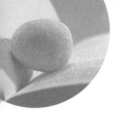

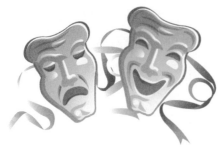

左右手從前方旋向右邊，使右手向外與肩呈水平，掌心向下，左手內收旋肩，掌心搭於右肩，頭頸隨左肩旋轉於右邊。如此反覆做完4個八拍後，頭頸、手恢復回預備動作。

作用：主要是使頸肩部肌肉群得到鍛鍊，保持和增加彈性及保持頸肩關節的靈活性。

上肢旋後

預備動作：同上。

動作分解：①雙手屈曲於背後相互抓住前臂，右手抓住左手前臂往右上肩方向拉。②左手抓住右手前臂往左上肩方向拉。按以上動作交替做完4個八拍後，雙手自然放下。

作用：主要是鍛鍊肩關節後旋，以保持肩關節後旋的固有功能。

縮頸揉肩

預備動作：同上。

動作分解：①雙手半握拳自然放下，縮頸，雙肩旋前自揉。②頸肩收回中立位。③縮頸雙肩旋後自揉。④頸肩收回中立位。按以上動作順序做完4個八拍後，頸肩恢復預備動作。

作用：主要鍛鍊頸肌伸縮功能和雙肩的活動功能，以保持這些軟組織的自然彈性，防止黏連。

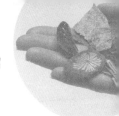

拍打頸肩

預備動作：同上。

動作分解：①雙手開掌自然放下，同步進行，左右手在胸前交叉，用掌心分別拍打左右肩峰三角肌。②同步進行，左手從前左側方拍打左側頸肌，右手從前右側方拍打右側頸肌。拍打力以自己感到舒服為宜。如此反覆做完4個八拍後，收回預備動作。

作用：透過拍打左右肩峰三角肌、頸肌，可促進局部血液循環，消除隱患。

捶打大椎

預備動作：同上。

動作分解：①雙手半握拳自然放下，左手垂直自然後展，右手屈曲舉起從該肩上過，用半握拳捶打大椎穴。②右手承①式動作順勢放下，垂直自然後展，左手承①式動作順勢屈曲舉起從該肩上過，用半握拳捶打大椎穴。按以上動作順序做完4個八拍後，雙手收回預備動作。

作用：大椎穴是經絡通向頭頸部的主要交匯點之一，透過捶打大椎穴，可刺激頭頸經絡系統的反應，以增強免疫力、提神醒腦、消除疲勞。

旋頸舉臂摩圈

預備動作：同上。

動作分解：①雙手開掌自然放下，同步進行，左手外展平肩，右手向左側斜舉，掌指均伸直放開，頭頸隨手旋轉向左側，雙目望向雙

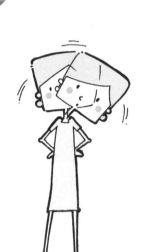

手所指的前方。②承①式動作同步進行，雙手由左摩向上方至雙手並肩自然舉起位置，頭頸隨手旋轉，至仰面朝天，雙目望向天空。③承②式動作同步進行，雙手由上方摩向右方，至右手外展平肩，左手向右側斜舉位置，頭頸隨手旋轉向右側，雙目望向雙手所指前方。④承③式動作同時進行，雙手、頭頸部復回預備動作。如此反覆做完4個八拍動作以後回復原位。

作用：全方位鍛鍊，加強頭頸肩臂力量。

頂天壓地

預備動作：同上。

動作分解：①雙手開掌自然放下，雙手十指交叉從前方舉於頭上，雙掌心向天，頭頸後仰，雙目望天。②承①式動作，十指交叉，雙手從前方向下壓，掌心向地，頭頸前屈，雙目向下望。如此交替進行做完4個八拍後，收回預備動作。

作用：緩解疲勞，理順關節、韌帶，吸納天地之靈氣，疏通體內之經絡，以達到強健身體的目的。對預防頸肩臂痛有很好的作用。

小叮嚀

在頸椎病發作期間要盡量多休息，少做運動。睡覺時枕頭軟硬適中，高低適當。最好能睡硬板床或硬床墊，坐硬靠背椅，正確姿勢對預防頸椎病很重要，走路站立時最好保持抬頭挺胸的姿勢。

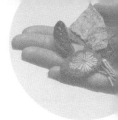

妙招 33 消除疲勞的手指保健操

　　研究發現，手指對於人的健康具有十分重要的作用，手部保健操能產生消除疲勞、減輕精神負擔、緩解緊張情緒的神奇功能。每個人的10根手指都對應著身體的某個部分，並產生調節和梳理的作用。

手保健操

　　（1）兩手五指併攏，雙臂前伸，腕關節不要彎，用力做手指屈伸動作，先握後伸，重複10～15次。

　　（2）兩臂前伸，緊握拳，然後將手指突然伸開，盡可能努力伸展五指，重複12～15次。

　　（3）兩臂前伸，先向左邊轉動腕關節，並帶動肩、肘關節，再一同向右邊做同樣運動，重複12～15次。

　　（4）雙手五指分開，連續用力做伸展和併攏手指的動作，重複5～10次。

　　（5）雙手五指交叉，兩個大拇指彼此圍繞對方轉動，先由裡向外，再由外向裡，重複10～20次。

　　（6）模擬十指彈琴動作，先由左至右，再由右至左，重複15～20次。

　　（7）兩手手指分開，向各個方向活動，再用左手依序輕拉右手各手指的關節，然後交換做，再將兩手高高抬起搖動，做放鬆動作。

手臂保健操

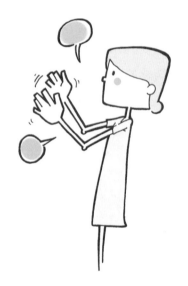

（1）半蹲，雙手抱膝，用力向下屈膝同時手上拉。此練習由於有肩胛肌及腰部肌肉的積極參與，故能消除其緊張度，得到放鬆協調。練習力道可逐漸加大。

（2）兩腿彎屈，盡量使大腿保持水平狀態。兩手扶膝，上體前傾，肘部盡量彎屈。然後兩臂克服腰部肌肉的阻力用力伸直。

（3）左手握住伸直的右手腕，左肩放鬆下沉。右肩上抬，同時左手下拉右腕給予阻力。

（4）兩手背後伸直扣握，然後盡量上抬。

（5）動作同上，只是兩臂上抬肘，先屈肘，再伸直。

（6）站立，兩肘彎屈。由兩側略上抬，兩肘後振，收縮肩胛肌。

（7）兩肘彎屈側上舉，盡力收縮手和肩部肌肉。

（8）雙手舉過頭部扣握，用力收縮手和肩部肌肉，彷彿要拉斷「圓環」。然後兩手放下，但仍保持肌肉張力。

（9）端坐凳上，兩手扶膝，兩腳分開同肩寬，兩肘盡量上抬，同時用力收縮手臂、肩胛及腰部肌肉。然後兩肘下放，兩手緊推兩膝，壓其併攏，兩膝則保持不動，給兩手以抗力。此練習亦可半蹲著做。

（10）左手上舉，右手握左手腕。左手下壓，右手反抗。再反過

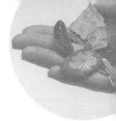

來做。

（11）兩臂伸直下垂，右手壓住左手進行對抗運動。再反過來做。

（12）右臂屈肘前上舉，上臂與肩夾角成90°，左臂上舉，右手握左手腕。然後右手前臂向左用力，左手對抗。再反過來做。

（13）兩臂胸前彎屈，左手握住右手腕。右手上抬，左手下壓。再反過來做。

（14）右臂屈肘貼緊身體，左手握住右肘下拉，右肘用力上舉、側舉。再反過來做。

（15）動作同上，方向相反，即右肘下壓左手上抬。再反過來做。此練習能同時鍛鍊胸肌和背肌。

（16）兩臂前抬至胸高，右手掌壓住左手背。左臂用力上抬，右臂用力下壓。

小叮嚀

出現腦部疲勞時，不妨把雙手手指交叉地扭在一起。可能有的人把右手拇指放在上面，有的人則把左手拇指放在上面。哪隻手的拇指放在上面，產生的效果是各不相同的，所以某隻手拇指在上交叉一會兒後，要換成另一隻手拇指在上交叉。如果這樣感覺不舒服，這是由於採取了與平時不同的動作，會給大腦一種刺激，由此可以促進大腦功能的提高。然後，使手指朝向自己，某隻手拇指在上，從手指根部把雙手交叉在一起，並使雙手手腕的內側盡量緊靠在一起。緊靠一會兒後，換成另一隻手拇指在上交叉。這也同樣會給大腦以刺激。一般交叉3秒鐘左右就要鬆開，然後再用力地緊靠在一起，反覆進行幾次。

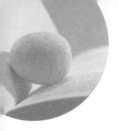

妙招 34 消除疲勞的腿足保健操

俗話說，「樹老先老根，人老先老腿」。人一到中年，衰老的速度就會漸漸加快，特別是腿部，尤為明顯。因此，持續進行腿部運動，多做腿足保健操，可以消除疲勞，養生延年。

腿保健操

（1）甩腿：一手扶牆，先甩動小腿，將腳尖向前向上翹起，然後向後甩動；接著將腳尖用力向後，腳面繃直，兩條腿輪流甩動。這兩個動作各做2～3分鐘。

（2）乾洗腿，揉腿肚：雙手從大腿根部用力向腳尖按摩，然後再從足踝往回按摩至大腿根部。以同樣的方法按摩另一條腿，重複20次左右。緊接著揉腿肚，兩手緊夾著小腿肚子，做旋轉揉動。這兩個動作各做2～3分鐘。

（3）伸腿：將腿放到桌凳上，將腿慢慢伸直，接著盡量使頭部向腳尖靠近，兩腿輪流做。這個動作做5分鐘。

（4）扭膝：兩足平行靠近，屈膝微微下蹲，雙手放在膝蓋上，順時針、逆時針方向各扭轉數十次，可使關節靈活，增強下肢活力。這個動作做5分鐘。

（5）下蹲：收腹屏氣，身體蹲下、站起，兩手前平舉，目光平視，使大腿伸屈自如。這個動作做5分鐘。

（6）扳足和搓腳心：端坐在床上，兩腿伸直，低頭向前彎，兩手扳足趾20～30次，接著用手掌搓兩腳心各100次。

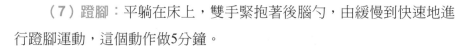
（7）蹬腳：平躺在床上，雙手緊抱著後腦勺，由緩慢到快速地進行蹬腳運動，這個動作做5分鐘。

（8）暖足：做完以上運動後，用一盆熱水浸泡腳，經常保持腳部溫暖，一則使全身的血液暢通，二則容易入眠。

足部保健操

（1）雙腿直立，腳尖併攏，雙手扶椅背。徐徐提身用腳尖站立，保持1分鐘；然後下放，身體重量先由腳掌外側承受再過渡到全腳掌。

（2）坐姿，用腳趾夾住某一物品（如手帕）。然後用力將該物體向兩腳中間撥動，直至兩腳相觸。

（3）雙膝微屈，兩腳掌前部夾住放在地上的一書本。然後徐徐抬高身體，用腳尖站立，再徐徐復原。

（4）用腳趾從地板上夾起小球。

（5）用腳掌外側著地走動。

（6）坐姿，兩腳掌緊緊相觸。

（7）盡力分開腳趾。

（8）席地而坐，不要盤膝，以腳掌外側著地。以上動作反覆做，次數因人而異。

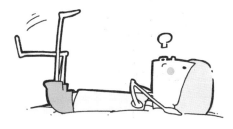

睡前做做腿足保健操，可以促進下肢靜脈的回流，防止下肢靜脈瘀血，減輕腿部腫脹疼痛等一系列症狀：①全身放鬆，仰臥

於床上，膝關節伸屈10次。②足背帶動踝關節，做背屈和伸屈運動10次，必要時可重複。即使不是靜脈曲張患者，持續做這個動作，也可以美腿。

妙招

35 消除疲勞的腰背保健操

辦公一族坐的時間較長並運動少，適當地做一些腰背保健操，能增強腰背部的肌肉，促進血液循環，消除疲勞，消除神經黏連和炎症。

腰保健操

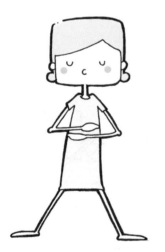

（1）**雙手托天**：預備姿勢：分腿直立，稍寬於肩，手指交叉於上腹前，掌心向上。動作：①兩臂上提至臉部翻掌上托，抬頭挺胸，掌心向上。②兩臂帶動上身，向左側屈一次。③再側屈一次。④還原。⑤～⑧同①～④，但方向相反。練習次數：2×4個八拍。

（2）**轉體推掌**：預備姿勢：分腿直立，稍寬於肩，雙手握拳於腰部。動作：①右手立掌向前推出，掌心向前，同時上身向左轉90°，目視左後方，左手伸向左方，兩臂成直線。②還原。③～④同①～②，但方向相反。

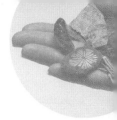

練習次數：2×4個八拍。

（3）叉腰旋轉：預備姿勢：分腿直立，兩腳稍寬於肩，兩手叉腰，大拇指向前。動作：①～④兩手依序用力推動骨盆，作順時針方向繞環一周。⑤～⑧同①～④，但方向相反。

（4）展臂彎腰：預備姿勢：分腿直立，兩腳稍寬於肩，兩手交叉於腹前，掌心向內。動作：①兩臂前上舉，抬頭挺胸，收腹，眼視手背。②兩臂經體側下落至側平舉，掌心向上。③兩手翻掌同時上身挺腰前屈。④兩臂體前交叉。⑤兩臂緊貼兩耳，上身挺腰伸直成①的姿勢。⑥～⑧同②～④，最後拍還原。練習次數：2×4個八拍。

（5）弓步插掌：預備姿勢：直立分腿成一大步。雙手握拳於腰部。動作：①上身左轉成左弓步，同時右拳變掌向前上方插掌。掌心向側，大拇指與頭頂相平。②還原成預備姿勢。③～④同①～②，但方向相反。練習次數：2×4個八拍。

背保健操

（1）腹肌的訓練：頭垂下，兩手握住椅子的兩側往上提。這時下腹部用力，將身體弓起，保持這個姿勢，停止呼吸3～5秒鐘，再慢慢吐氣，頭抬起。這個動作做5次。

（2）臀部與大腿內側的伸展：椅子坐滿，背部貼緊椅背，一隻腳踏在椅子上，兩手抱住膝蓋，吸氣，呼氣時將腳往胸部靠，停5秒鐘左右，腳放下，這個動作左右各做5次。

（3）望臍運動：椅子坐1/3，雙手叉腰，背部稍微弓起，下腹部用力，頭垂下，眼睛看著肚臍的位置，一次持續約10～15秒鐘，連續做5次，這可以減輕下背部的疼痛或疲勞，當然也能預防下背痛。

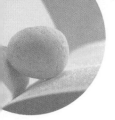
（4）**腰椎歸位運動**：兩手放在小腹，下腹部用力，將身體弓起，停止呼吸約3～5秒鐘，再慢慢吐氣，將身體挺起。這個動作做5次，可以矯正腰椎的扭曲及骨盤的傾斜，也可以強化腹肌。

（5）**鞠躬運動**：坐在椅子上，雙手抱胸，兩腳張開比肩膀稍寬，膝蓋彎曲呈90°，吸氣，慢慢吐氣，上半身往前傾，停5秒鐘，上半身再慢慢抬起。如果先抬頭的話，會增加下背部負擔，所以最後才抬頭。這個動作可以伸展背肌與臀部的肌肉。

小叮嚀

　　一天中隨時檢查身體的姿勢是否正確，尤其是在工作時，這樣就會養成姿勢正確的習慣。避免長時間採取任何會引起腰背部肌肉緊張的姿勢。

妙招 36 學生消除疲勞的保健操

　　學生在讀書緊張之餘，利用有限的時間來做保健操，可以鍛鍊身體，消除疲勞，提高學習效率。

課間操

（1）**轉頭法**：保持聽課學習姿勢，兩前臂平放於桌面，接著進行小幅度的旋轉頭部練習，連做數次。此操可促進頸部血液流通，消除肌肉疲勞。

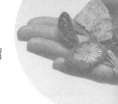

（2）旋肩法：基本姿勢同上，兩前臂自然放於桌面，向前後做肩關節的旋轉練習。此動作可消除肩部肌肉疲勞。

（3）壓指法：基本姿勢同上，五指分開，指尖相對，然後用力向內壓指，使掌心靠近，連續做數次。可消除因長時間書寫所引起的指腕肌肉疲勞，提高手指的靈活性。

（4）抓拳法：基本姿式同上，兩手離開桌面，前臂平放，手腕稍上抬，然後做抓拳練習，連做數次。作用同上。

（5）旋轉法：基本姿式同上，前臂離開桌面，以肘支撐，兩手指交叉，做腕關節的上下屈伸或旋轉，連做數次。能促進腕部血液循環；消除肌肉疲勞。

（6）伸肘法：基本姿勢同上，兩前臂離開桌面，以肘支撐，然後小臂向內、外活動，屈伸肘關節，連做數次。兩臂自然下垂於體側，做前臂的上下屈伸練習，效果會更好。可活動前臂，提高肘關節靈活性，消除疲勞。

（7）轉踝法：基本姿勢同上，兩腳平放地面，然後腳掌離地，腳趾朝上，連續做踝關節屈伸練習。再提起雙腳，做旋踝練習。可提高踝關節靈活性，促進小腿血液循環。

（8）擺膝法：兩腳平放地面，接著大腿稍抬起，使腳掌離地，以膝關節為軸，小腿不停地做前後擺動。可消除長時間屈膝坐勢所引起的小腿肌肉發麻。

（9）挺胸法：基本姿勢同前，上體正直，收腹挺胸，兩肩盡量後拉，使胸部前挺，連做數次。能改善長時間含胸曲背姿勢，有利於矯正駝背，消除肩背肌肉疲勞。

（10）收腹法：基本姿勢同上，上體正直，配合深呼吸，連續做

緊收腹部的練習。可改善長時間的彎腰壓腹姿勢，促進腸胃蠕動，消除腰腹肌肉疲勞。

5分鐘消除疲勞操

第一節：

（1）身體直立，兩腳併攏站穩，兩肩放鬆。

（2）先將上半身往前傾，再往後仰，如此反覆運動，持續1分鐘。

（3）雙手隨上半身自然擺動，同時配合深呼吸。

注意：膝蓋不能彎曲；往前彎、往後仰時要盡量做到極限。

第二節：

（1）身體直立，兩腳併攏站穩，兩肩放鬆。

（2）以腰為軸心，上身往左轉，眼睛注視右腳跟。

（3）恢復直立後，上身往右轉，眼睛注視左腳跟。

（4）左右交替運動，持續1分鐘。

（5）雙手隨上半身自然擺動，同時配合深呼吸。

（6）兩腳張開，與肩同寬，上半身的動作與動作（1）、（2）完全相同。

注意：大腳趾往內側使勁，更能奏效。

第三節：

（1）身體直立，兩腳分開為肩寬的兩倍，站穩。

（2）身體重心向左，雙手與

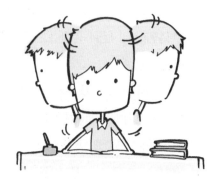

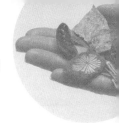

肩齊，從胸前開始做拉弓動作，向左右用力拉至極限。

（3）恢復直立，重心向右做動作。

（4）左右交替運動，持續1分鐘。

注意：配合深呼吸，即慢慢地吸氣，再用力地吐氣，吐氣時要緊縮肛門。這是一套非常適合不喜歡運動的人的體操，不論是在就寢前還是起床時都可以做，一天24小時中只需5分鐘的運動即能使人身強體健。因為扭動能夠消除五臟的疲勞；深呼吸能使鹼性物質充塞體內，將氧氣注入腦部。

小叮嚀

於課堂間的下課時間，利用五分鐘做做課間操，可以消除學習上的疲勞，從而勞逸適度，更有效地進行學習。

妙招 37 單人徒手鍛鍊抗疲勞

青少年學生久坐上課，自然覺得全身肌肉酸痛、不舒服，想移動身體，伸展一下肌肉，此時如果能利用課間休息時間，隨時隨地進行自我的拉臂、轉肩、挺胸、收腹、旋髖、踢腿；達到伸屈全身各關節，活動肌肉，伸拉韌帶的功效，自然能有效地改善氧氣的供應，促進機能代謝，加速血液循環，消除因長時間學習而引起的肌肉緊張和身體的疲勞。

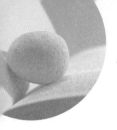

壓指法

保持聽課學習姿勢，兩前臂平放於桌面，五指分開，手指朝上相對，接著用力向內壓指，盡量使掌心靠近。重複數次。可消除因長時間書寫所引起的指腕肌肉的疲勞，提高手指的靈活性。

抓拳法

保持聽課學習姿勢，兩前臂平放桌面或自然垂於體側，五指分開，然後做抓拳練習。重複數次。可活動指腕關節，促進血液循環，消除其疲勞。

旋腕法

保持聽課學習姿勢，兩前臂離開桌面，以肘支撐，兩手五指分開交叉，做腕關節的上下屈伸或前後旋轉。重複數次。可活動腕關節，促進血液流通，消除肌肉疲勞。

伸肘法

保持聽課學習姿勢，兩前臂離開桌面，以肘支撐，前臂做左右屈伸動作，連做數次。兩臂自然下垂於體側，做前臂的上下屈伸練習，效果會更好。重複數次。可活動前臂，提高肘關節靈活性，消除疲勞。

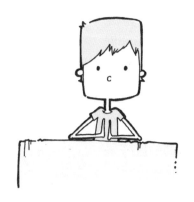

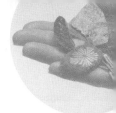
轉頭法

保持聽課學習姿勢，兩臂自然放於桌面，接著向上聳肩並內收，然後兩肩下沉後展，連續地做前後旋肩練習。重複數次。可活動肩部肌肉，提高關節靈活性，消除疲勞。

旋肩法（1）

保持聽課學習姿勢，兩臂放於桌面，兩腳平放地面，然後腳掌離地，腳趾朝上，連續做踝關節的屈伸練習；同時可將小腿提起，腳掌離開地面，做踝關節的連續內外旋轉練習。重複數次。可提高踝關節靈活性，促進小腿血液循環；在寒冷的冬天還能防止凍瘡。

轉踝法

保持聽課學習姿勢，兩前臂平放於桌面，接著進行小幅度的旋轉頭部練習，先自左向右，然後自右向左。連轉數次。可促進頸部血液流通，改變長時間的低頭屈頸姿勢，消除肌肉疲勞。

擺腿法

取坐姿，兩臂放於桌面，兩腳平放地面，接著兩大腿稍抬起，使腳掌離地，以膝關節為軸，小腿不停地做前後擺動或前伸小腿。重複數次。可消除長時間屈膝坐姿所引起的小腿肌肉發麻，促進肌肉的伸縮性，提高膝關節的靈活性。

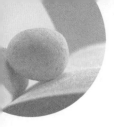

遠視法

下課後,來到室外,眼睛盡可能向遠處眺望,把校園周圍的山水、田野、樹林環視一遍,然後慢慢地將視線收回;接著進行眼球的旋轉練習。重複數次。可調節視力,消除眼肌疲勞。

俯撐法

站立於走廊上,手扶欄杆,兩腳向後退一大步,然後做斜體俯臥撐。重複數次。可伸展腰、背、腹部肌肉,提高肩、肘、腕關節的靈活性,調節呼吸機能,促進血液流通,防止駝背,消除疲勞。

振胸法

兩腳平行開立,上體正直,接著兩臂經體前至胸前平屈振胸一次,然後兩臂經前向下後擺振一次。重複數次。可活動肩肘關節,加強胸背肌肉的伸縮性,促進血液流通,矯正含胸屈背的體姿。

旋肩法(2)

兩腳站立,上體正直,兩臂伸直由前向後、然後由後向前做繞環,速度由慢到快。重複數次。可活動肩關節,改善肩帶肌肉的收縮功能,提高靈活性。

起踵法

面對走廊欄杆或樹木站立,雙手扶握欄杆或樹木,接著做踝關節的起踵練習。重複數次。可活動腳踝及腳弓各關節,提高腳掌各關節

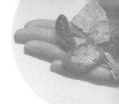

的靈活性以及小腿後群肌肉的伸縮性，防止下肢肌肉的痙攣及靜脈曲張，在冬天還可防止凍瘡。

踢腿法

手扶牆壁或樹木，兩腿前後開立，然後輪換向前後踢腿。重複數次。可活動髖關節，提高靈活性，消除腰背肌肉的疲勞。

小叮嚀

以上練習主要以延伸肌肉和肌腱為目的，青少年要是能根據需要，有選擇地進行伸展活動，必然會收到良好的效果，但在活動時應做到循序漸進，活動幅度由小到大，切忌突然猛拉，以防受傷。

妙招 38 雙人徒手鍛鍊抗疲勞

課間或課外同學們可借用操場或校園山坡草地，一對一地進行各種背負、拍打、衝撞、蹲跳、對抗等有趣活動，來轉移大腦的興奮點，達到興奮與抑制相平衡，以盡快地達到消除身體與腦部疲勞、提高學習效率之目的。

背負法

兩人背向站立，各用兩肘向後與對方的兩肘相鉤。接著一人上體

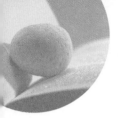

前屈以肘牽拉、臀部後頂，使對方雙足離地，然後還原。另一人上體前傾做同樣練習。重複數次。可活動腰、腹、髖部位，充分伸展身體前部肌肉群，促進血液循環，矯正不良體姿。

擊掌法（1）

兩人面向站立，相距1公尺，成半蹲，彼此兩臂屈於胸前，掌心向前。雙方以擊掌、虛擊、假推、避掌等動作，使對方失去平衡，兩足離位者為敗，然後重新開始。重複數次。可活動腕、肘、肩關節，提高大腦的反應敏捷性，調節心理疲勞。

扭環法

兩人面向站立，各人雙手手指交叉互拉，成兩臂環相套拉，接著雙方用拖、拉、扭、轉等動作，迫使對方的臂環破裂為一局。重複數局。可活動手指、手腕及肩肘關節，伸展肌肉與韌帶，消除因長時間上課所致的臂腕部位的疲勞。

拉人法

兩人面向站立於直徑1公尺左右的圈外，兩手互拉，接著雙方用力將對方拉入圈內，一腳踏線，即為入圈。脫手重新開始，重複數次。可活動腳掌、踝關節，促進全身血液循環，提高代謝能力。

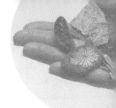

拍背法

　　兩人面向站立，相距約2公尺，接著雙方都想方設法用手去拍打對方的背部。重複數次。可不停地活動下肢，提高大腦反應靈敏度，加速身心疲勞的消除。

背拉法

　　畫一條中線和距中線1.5公尺的兩條底線，兩人背靠背肘關節相鉤互拉，立於中線兩旁。接著雙方用力向前拖拉，將一方拉過自己前面的底線為勝。重複數次。可活動肩肘及下肢踝關節，伸展肩背部肌肉，提高大腦興奮性。

背推法

　　畫好中線和距中線2公尺的兩條底線。兩人背對背立於中線兩旁，接著做屈膝半蹲呈馬步姿勢，背部緊貼，兩手撐於大腿上，然後雙方各用臀背部後靠動作，將對方逼出底線為勝。重複數次。可活動膝關節、髖關節，調節肌肉及腦部疲勞。

舉臂法

　　兩人背向站立，兩手體側互握，接著側平舉，再至頭上舉，然後還原至開始姿勢。重複數次。可活動肩臂部關節，伸展腰背肌肉，改變不良身體姿勢，促進血液循環，消除肌肉疲勞。

117

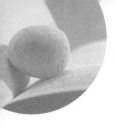

挺胸法

兩人背向站立,臂後舉互拉,接著各自左腳向前一大步成左弓步,重心前移,向前挺振胸部數次。然後換腿做同樣練習。也可將兩臂上舉做拉肩動作。重複數次。可活動肩胸,伸展胸前部肌肉,牽拉脊椎軟骨,改變不良身體姿勢,消除肌肉疲勞。

蹲立法

兩人面向站立,間距1公尺,兩臂胸前平舉,手指互拉,接著全蹲,然後還原。重複數次。另外也可以做單腿蹲起,背向手臂互拉單腿蹲起。可活動髖、膝、踝關節,伸展臀部及下肢各部肌肉群,促進下肢血液循環,消除疲勞。

側屈法

兩人面向相距1.5公尺站立,兩臂胸前平舉互拉手,接著各向前跨一步(同側腳),同時向跨腿的異側轉90°,另一腿側後跨一步成弓步,同時內側臂平舉,外側臂上舉成向內側屈體,內側腿伸直,成側弓步,然後還原向另一側做同樣的練習。重複數次。也可做外側臂上舉的練習。可活動軀幹各關節,伸展體側肌肉,促進新陳代謝,消除腦部疲勞。

擊掌法(2)

兩人相距一步背向站立,各自在胸前擊掌一次,接著左右轉體,體側單臂擊掌一次,然後回胸前擊掌一次,最後轉向另一側擊掌一

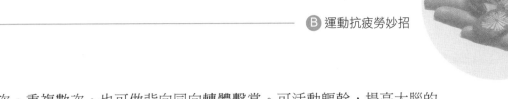

次。重複數次。也可做背向同向轉體擊掌。可活動軀幹，提高大腦的節奏感和興奮性，消除心理疲勞。

收腹法

兩人平臥在草地上，前面人的上體躺在後面人兩腿之間，用兩肩壓住後面人的兩腳；然後後面人收腹抬上體，前面人收腹舉腿，成船形。前後兩人交換，重複數次。可活動腰、髖關節，收縮腹部肌肉，調節情趣，提高大腦興奮性，消除其疲勞。

妙招 39 巧用桌子抗疲勞

連續看書學習，覺得肌肉酸痛、腦部疲勞時，你可借助身邊的桌子做些動作，以達到改善不良體姿，促進血液循環，消除肌肉與大腦的疲勞。

蹬擺法

兩手扶桌緣邊緣，上身稍前傾，兩腳前後開弓，然後兩腿做連續蹬擺。大腿要抬高，重複數次。可活動髖、膝、踝關節，伸屈大小腿後群肌肉，收縮腹肌，加速血液循環，消除肢體疲勞。

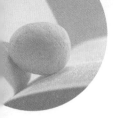

體側法

側立於桌緣，單手扶桌面，然後上舉一臂，同時向扶手一側做體側屈。還原，連續做，兩側交換，重複數次。可活動髖、腰關節，伸展體側肌肉，維持機體代謝平衡，消除腰側肌肉疲勞。

擺臂法

距桌緣一大步，上身前屈，兩臂前伸扶桌緣邊緣，然後進行單臂繞擺練習。兩臂交換，重複數次。可活動肩、背、髖關節，伸展脊柱韌帶及胸部肌肉，消除肩背肌肉緊張及酸痛感。

單屈法

在桌緣側邊站立，單手扶桌面，接著做向前後擺踢腿，兩腿交換做。重複數次。可活動髖關節，伸展臀背部肌肉，促進血液循環，減緩疲勞。

擺踢法

側向桌子站立，單手扶桌面。一腿支撐屈膝下蹲，另一腿提起輕輕地踮地，膝關節伸直。接著還原，換腿做。重複數次。可活動髖、膝、踝關節，伸展臀部後群肌肉以及腿部前群肌肉，提高關節靈活性，消除肌肉疲勞。

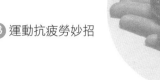

分跳法

站立於桌緣，兩手扶桌面，接著兩腳同時蹬地，進行前後左右分腿跳。重複數次。可活動踝關節、髖關節，提高足弓、足踝關節的靈活性，消除肌肉痙攣。

打腿法

坐於桌緣面，兩臂後伸，扶撐桌面，上身稍後仰，接著進行上下打腿，腳面繃直。重複數次。可活動踝關節、髖關節，伸展臀部及大腿後群肌肉，緩解肌肉痙攣和消除肌肉疲勞。

俯撐法

距桌緣一大步站立，接著上身前傾，兩手扶撐桌緣沿，進行斜體連續俯撐。重複數次。可活動腕指、肩肘關節，伸展肩背肌肉，消除疲勞。

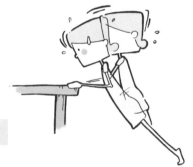

屈撐法

距桌緣一小步，雙手扶桌面站立，接著做屈髖屈臂，然後還原。重複數次。可活動肩關節、髖關節，伸展胸、背、臀部肌肉，促進血液循環，增加韌帶的彈性。

雙屈法

站立於兩桌子之間，兩手扶桌邊，成身體懸垂支撐，然後進行

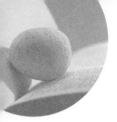

雙臂屈伸。重複數次。同時也可進行收腹舉腿（成直角支撐）。可活動肩肘關節，充分伸展肩背及腰腹肌肉，恢復活動功能，維持大腦平衡。

小叮嚀

　　以上練習既可單人練習，也可進行雙人對抗練習，隨時隨地均可活動，但活動時要控制伸拉的幅度及活動的強度。

妙招 40 巧用椅子抗疲勞

　　青少年學生在課間借助椅子做一些下列活動，一定能有效地促進血液循環，加速機能代謝，防止上下肢肌肉發麻，消除肌肉疲勞，提高大腦的思維能力。

伸展法

　　取坐姿，兩手五指交叉，兩臂經體前上舉，掌心向上，同時抬頭、挺胸、立腰，眼看天花板。重複數次。可活動手指、手腕、肩部、脊柱等關節，提高各部位肌肉的收縮性，防止手指、腕部的麻木，矯正駝背，消除疲勞。

繞臂法

　　站立於椅子背面，手扶靠背，兩臂以肩為軸，輪換做直臂繞環，

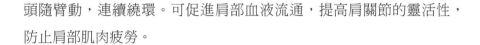

頭隨臂動，連續繞環。可促進肩部血液流通，提高肩關節的靈活性，防止肩部肌肉疲勞。

壓肩法

站立於椅子背面，手扶靠背，兩腳後移，上身前傾，連續做直臂壓肩。可充分活動肩、腰關節，伸拉胸、背肌肉，改變含胸屈背體姿，消除肩部疲勞。

俯撐法

距椅子前緣一大步站立，上身前傾，手撐椅子面兩外側，做斜體俯臥撐；可推手擊掌俯撐，也可上身前屈的手指俯撐。重複數次。可充分活動上肢關節，伸展全身各部位肌肉，促進各關節韌帶的伸拉，加強胸腔的擴張。

撐體法

站立於兩椅子內側，兩手分別扶靠背上沿，然後做直體撐體練習，連續屈伸肘關節。可活動上肢關節，伸展身體各部位，提高代謝能力，促進血液循環，消除上肢肌肉疲勞。

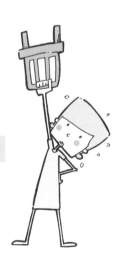

舉椅法

站立於椅子前，下蹲，用單手抓住一椅子腿，慢慢將椅子舉起，兩臂交換連續做。先屈臂舉，後直臂舉。可活動上臂關節，增強肌肉力

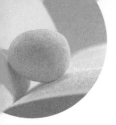
量，提高肌肉代謝能力，消除臀部疲勞。

屈體法

坐在椅子前緣，上身盡量前傾，膝蓋伸直。腰腹部盡可能觸及大腿，兩臂前伸手摸腳背；然後慢慢地抬起上身至背部觸及椅背，兩臂向後舉，成斜體仰臥姿勢，連續屈伸。可活動腰、腹、背部肌肉，促進血液循環及腸胃蠕動，消除疲勞。

伸腿法

取坐姿，上身直立，收腹抬大腿，大小腿折疊貼近胸部；然後將大小腿向前平伸，稍停後放下。重複數次。可活動髖關節、膝關節，加強大腿及髖部肌肉的伸展與收縮，提高機能代謝，消除肌肉疲勞。

打腿法

取坐姿，大小腿伸直，以髖為軸，依序上下打腿，也可收腹舉雙腿。重複數次。可充分活動髖關節，伸展大小腿肌肉，促進代謝，防止下肢肌肉酸痛發麻。

挺身法

坐於椅子前緣，兩手扶椅側，兩腿前伸，挺胸展腹，頂腰。重複數次。可活動胸、背部肌肉，改變長時間的彎腰屈背姿勢，促進腹肌收縮，防止駝背。

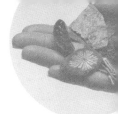

伸踝法

取坐姿，兩手扶椅，兩腿伸直斜下舉，以踝為軸，腳掌上下屈伸。重複數次。可活動踝、掌各關節，提高各關節的靈活性，防止肌肉發麻及冬季生凍瘡。

提踵法

立於椅背面，手扶靠背，身體直立，做提踵立腰練習。重複數次。可活動踝關節，伸展小腿後群肌肉，提高腳弓機能，消除疲勞。

蹬跳法

立於椅子背面，手扶靠背，雙腳用力蹬跳，在空中做前後（或左右）分腿練習。連續跳躍，重複數次。可活動腳踝及小腿肌肉，促進血液循環，消除疲勞。

蹬跑法

立於椅子背面，手扶靠背，然後做快速的原地後蹬腿跑。重複數次，要求後蹬腿伸直，抬腿要高。可活動髖、膝、踝關節，促進腳弓、下肢及腹部肌肉的快速收縮，加速血液循環，消除疲勞。

小叮嚀

課間或課餘利用椅子來消除學習疲勞，是一種既方便又實用的方法，但要注意愛護公物，注意環境衛生，不要妨礙他人。

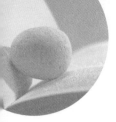

妙招 41 睡前床上鍛鍊抗疲勞

如果你能每天睡前在床上固定進行拉、盤、弓、頂、抬、扭等動作,這不僅能伸拉關節,活動肌肉,促進體內代謝平衡,而且能有效地調節情緒,消除因學習而引起的身心疲勞,促進睡眠效果,維持精神飽滿、精力充沛。

拉腳法

坐在床上,兩腿伸直,上身有節奏地前屈,用雙手碰觸雙腳。重複數次。可伸展腰部和腿部後群肌肉,提高柔韌性,消除腰背肌肉疲勞。

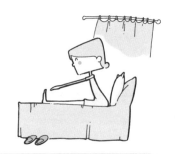

頂腰法

跪坐在床上,上身慢慢後倒,兩肘著床,兩手掌托頂腰背部,形成屈膝挺腹姿勢,同時兩手不停地往上頂腰。重複數次。可充分活動腰腹部和大腿前部肌肉群,並改變壓腹、屈髖的不良姿勢,有利於促進腸胃蠕動和消化能力。

反撐法

跪在床上,上體前傾,兩臂外旋,做挺肘撐臂,手指朝後,上身抬起。重複數次。可活動手臂前群肌肉,改變屈肘、小臂前部肌肉群

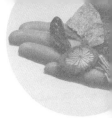

緊張的狀況。

弓腰法

仰臥床上，屈膝，兩小腿內收，全腳掌著床。用力將腰臀部位往上弓至腳掌和肩胛骨支撐。開始時可用雙手托扶腰部，助其上抬，然後慢慢還原。重複數次。可活動胸、髖部肌肉，改變白天學習時的不良體態，消除疲勞。

抬體法

俯臥床上，身體放鬆，兩臂撐起，上身慢慢抬起，同時抬頭挺胸，成反弓姿勢。然後漸漸還原成俯臥姿勢。重複數次。可充分活動胸、腹部肌肉，促進胸腔的收縮與擴張，改善肺呼吸功能，及時矯正駝背，消除白天學習的緊張感。

壓髖法

坐於床上，兩腿最大限度地橫向分開；上身向前彎屈，兩手臂盡可能前伸，使上身胸部盡量靠近床面。然後慢慢還原。重複數次。可充分活動臀部和大腿內側肌肉，改變因白天長時間坐姿而擠壓該部位所造成的肌肉發麻或疲勞感覺。

盤坐法

坐在床上，上身前傾，兩腿內收，兩腳掌併攏，大小腿折攏，膝關節外翻，兩手抓腳踝關節，肘關節緊靠膝部。然後兩手向內拉小腿，同時兩肘向下壓膝關節，內拉放鬆連續做。重複數次。可活動下

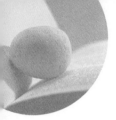

肢各關節，充分伸展大腿內側肌肉，改變因坐姿形成的疲勞。

折腰法

仰臥床上，兩腿併攏，慢慢地將兩腿上舉至頭部，雙手抓腳掌前部，使腳尖觸床墊，還原成仰臥。重複數次。可活動髖關節，充分伸展腰背部、臀部、大腿後群肌肉，促進該部位血液循環，消除疲勞。

屈頸法

坐於床上，兩臂後伸撐在體後，低頭，頸前屈；然後頭後仰，頸後屈；接著頸向右側屈，最後向左側屈。重複數次。可活動頸部關節，伸展頸、肩部肌肉，改變長時間的低頭屈頸姿勢，放鬆頸部肌肉。

反弓法

俯臥床上，將頭部和雙腿盡量向上抬，雙手用力牽拉腳踝關節，使胸部和大腿前部離開床墊，成反弓形，然後還原。重複數次。可拉伸胸腹部、大腿前部、上臂前部肌肉群，改變白天長時間的彎腰、屈背的不良姿勢。

弓身法

取跪立姿勢，身體慢慢向後仰，兩手掌托扶腰背，然後將手離開腰部，撐於腳後跟，身體成弓形。然後漸漸還原，重複數次。可活動脊柱關節，充分伸展髖前部、腰腹部、胸部、頸前部肌肉，促進血液循環，促進代謝，改變不良體態。

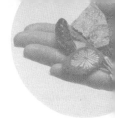

挺胸法

取俯臥姿勢,兩手撐墊;頭與上體漸漸上抬,至肘關節伸直,然後不停地做抬頭、挺胸、屈肘練習。重複數次。可活動脊柱關節,伸縮身體前部肌肉,改變含胸屈背姿勢,提高機體代謝及供氧能力。

扭髖法

取仰臥姿勢,右腿交叉置於左腿之上。接著兩腿輕輕地倒向右側,左肩勿離開床面。然後換腿做同樣的練習,重複數次。可扭動髖關節,伸展軀幹側面肌肉,消除髖部及臀部肌肉的疲勞。

妙招 42 夫妻健身操消除疲勞

夫妻健身操簡單易學,可以根據每個人的身體情況,每個動作反覆做數個八拍。晨起做,可以舒筋活骨,提神醒腦;晚上睡前做,可以消除一天的疲勞,有助入眠。夫妻健身操,不僅可以強身健體,而且有助於增進夫妻感情。

夫妻健身操

(1)搭臂壓肩:雙腳分開,夫妻面對站立,雙手互搭肩上,然後上身前屈,盡量往下壓。可反覆做數遍。

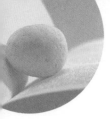

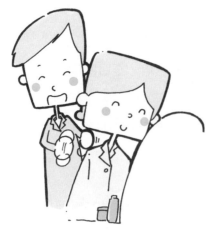

（2）**側翻壓肩**：雙腳分開，夫妻面對站立，雙手互搭臂上，然後一手臂下壓，另一手臂盡量上舉，反覆左右側翻。

（3）**互拉轉體**：夫妻面對站立，雙手互拉，然後出左腳，拉右臂，上身向右側轉；再拉左臂，伸右臂，上身向左側轉。然後換右腳做動作同前，方向相反。

（4）**拉臂側屈**：夫妻並肩站立，雙手上下互拉，內側腳直立互抵，外腿彎膝屈胯，全身用力伸展外拉。反覆做。然後互換位置反覆做。

（5）**妻子擴胸**：妻子站在前面，丈夫在後雙手扶住妻子雙臂，然後妻子屈膝，收腹，含胸，再直膝提踵，伸腰，挺胸夾背，連貫起來反覆做。這個動作是為妻子安排的，可以鍛鍊其柔韌性，增強身段的曲線美。以上幾個動作，可以伸展全身肌肉，防止腰背酸痛。

（6）**弓步對推**：夫妻面對弓步站立，手掌相對，用力交替互推。反覆做。換腿弓步站立，再用力互推。反覆做。

（7）**抬臂壓肩**：一人在前用力抬臂側平舉，另一人站在對面用力壓臂，反覆做。然後兩人互換位置反覆做。

（8）**互拉蹲起**：夫妻面對站立，交替蹲起，身體不要前傾、撅臀，要用腿的力量蹲起，妻子可提踵，反覆做。

（9）**弓步抬腿**：夫妻面對站立，一人身體前傾，一條腿後抬，另一腿弓步站立。另一人身體後仰，一條腿前抬，另一腿弓步站立。然

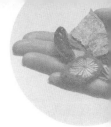

後兩人互換動作，反覆做，再換腿反覆做。

（10）仰臥蹬踏：兩人腳掌相對仰臥，兩人用力互蹬。一人正蹬，另一人反蹬，反覆做。然後互換動作反覆做。

（11）分腿壓腰：兩人分腿對坐，丈夫腳頂住妻子小腿，然後兩人分別用雙手摸左右足尖部。反覆做。

（12）分腿壓腰：分腿對坐，丈夫腳頂住妻子小腿，二人左右手互拉往前伸，另一手往後上方伸，上身盡量往下壓，然後換手互拉，做相反方向動作。反覆做。

（13）蹬腿划船：兩腿交叉對坐，兩手互拉。一人屈腿後仰，另一人兩腿伸直，屈腹前伸。然後互換動作反覆做。

以上幾個動作，可以伸展腰背和腿部的肌肉。

（14）仰臥起坐：妻子小腿壓在丈夫小腿上，側位相坐，一人兩手扶頸後，後仰，另一人兩臂向前伸直。然後兩人互換動作反覆做。

（15）仰臥舉腿：一人分腿站立，一人平仰臥，兩手扶住另一人小腿部，然後兩腿用力抬起，但臀部不要抬起。另一人雙手用力把對方抬起的腿推回。然後兩人互換動作反覆做。

（16）俯臥挺身：一人俯臥，另一人坐在對方小腿上，雙手互拉，然後盡量把俯臥者拉起，再緩慢放下。然後兩人互換動作反覆做。

（17）靠背拉肩：兩人背靠背坐，兩腿伸直，雙臂互挽，一人上身往後壓，另一人則往前傾，再互換動作反覆做。

以上幾個動作，可增強腹背肌的力量，對矯正習慣性駝背，防治慢性腰肌勞損，都能產生很好的體療作用。

勞累一天後，臨睡前夫妻倆不妨變身成為彼此的保健師。捶背是一種較簡易的方法，有助緩解疲勞。中醫認為，背部有主陽氣的督脈和貫穿全身的足太陽膀胱經，以及大椎、命門、脾俞等重要穴位。捶背可以刺激這些穴位，振奮陽氣，活血通絡，養心安神，調整各臟腑器官的功能，從而達到陰陽平衡的目的。儘管捶背有益健康，但每次捶背時間不宜超過30分鐘，且手要輕，用力須均勻，以上下輕輕拍打較為適宜。還有一種推背法：一方俯臥於床上，不枕枕頭，頭側向一方，上肢放鬆。另一方雙手五指展伸，平放於俯者背上部（注意手掌與背部貼緊），然後將腰腿部的力量作用於前臂和掌上，力量適中，向前推出，使背部皮膚肌肉在瞬間隨手掌迅速推移，自上而下，推至腰部，推10次左右。再令俯者將頭倒向另一方，同樣方法推10次左右。

妙招 43 孕婦做保健操消除疲勞

妊娠體操主要是增強孕婦腹部、背部及骨盆肌肉的張力，藉以支托逐月長大的子宮，以保護胎兒的成長，並消除身體的疲勞。

盤腿坐式

平坐床上，兩膝分開，兩小腿一前一後平行交接。這樣可以鍛鍊腹股溝的肌肉和關節韌帶的張力，以防懷孕晚期由於子宮的壓力而產

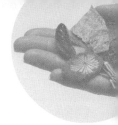

生的痙攣。於懷孕3個月後開始做，每天試做1次，時間由5分鐘逐漸增加到30分鐘。

足部運動

足部肌肉運動可以藉腳趾的彎曲進行，如用腳趾夾小石頭、小玩具或左右擺動雙腳，以增強肌肉力量，維持身體平衡。

腿部運動

站在地上，以手輕扶椅背，雙腿交替做360°旋轉，以增強骨盆肌肉的力量和會陰部肌肉的彈性，以利分娩。每日早晚各做5～6次，可從懷孕開始持續到末期。

骨盆與背部搖擺運動

仰臥，雙腿彎曲，腿平放床上，利用腳和臂的力量輕輕抬高背部。可以減輕懷孕時的腰酸背痛。懷孕6個月後開始做，每日5～6次。

脊椎伸展運動

仰臥，屈膝，雙手抱膝，頭向前伸貼近胸口，使脊柱、背部及臀部肌肉成弓形，再放鬆，每天練數次。這是減輕腰酸背痛的最好方法。懷孕4個月後開始做。

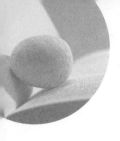

腰背肌肉運動

雙膝平跪床上，雙臂沿肩部垂直支撐上身，利用背部與腹部的擺動活動腰背部肌肉。在懷孕6個月後開始做。

肩胛部與肘關節的運動

盤腿而坐，肘部彎曲，手指扶在肩上，兩上臂保持一條直線，然後將手指向外伸展，再放鬆肘關節。此運動不但可以減輕背痛，而且能強壯胸部及乳房部肌肉。在懷孕的任何階段都可以做。

雙腿高抬運動

仰臥床上，雙腿高抬，腳抵住牆。此姿勢可以伸展脊椎骨和臀部肌肉，並促進下肢血液循環。每日數次，每次3～5分鐘。妊娠的任何階段都可以做。

產道肌肉收縮運動

運動前先排空小便。姿勢不拘，站、坐、臥皆可。利用腹肌的收縮，使尿道口和肛門處的肌肉向上提，以增強會陰部與陰道肌腱的彈性，有利於避免分娩時大小便失禁，減少分娩時的撕裂傷。懷孕的任何階段皆可練習。

小叮嚀

有過兩次以上自然流產史，或人工流產手術操作不當留有後遺症的孕婦，以及子宮頸鬆弛的孕婦，都不宜做孕婦保健操，以

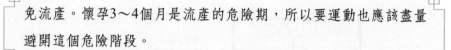

免流產。懷孕3～4個月是流產的危險期，所以要運動也應該盡量避開這個危險階段。

妙招 44 產婦做保健操消除疲勞

產婦保健操的特點是易學易做。持續做2個月，在促進身體復原的同時，還能增強腹部肌肉和盆底支援組織的力量，恢復體態的健美，而且有助於預防子宮及生殖道位置不正、鬆弛、脫垂等婦科疾病。產婦保健操共9節，分兩個階段進行。第一階段，從產後第2天開始至第2週，按順序做1～7節。

產婦保健操

（1）**呼吸運動**：第一階段：正常分娩後，產婦應把握時間休息，24小時後可開始做胸式和腹式深呼吸，每天做2次。可幫助產婦穩定情緒。

胸式深呼吸做法：仰臥，兩手輕輕放在胸部，深吸氣後稍加停頓，再呼出，重複5遍。

腹式深呼吸做法：兩手輕輕放在中腹部，慢慢吸氣至腹部稍鼓起，然後再把氣呼出。重複5遍。深呼吸時雙手隨之起伏。

（2）**上肢運動**：產後婦女往往上肢疲勞，手發麻發脹。這節操可促進上肢的血液循環，有助於緩解手和上肢的不適感。產後第2天起，每天做2次。

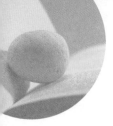

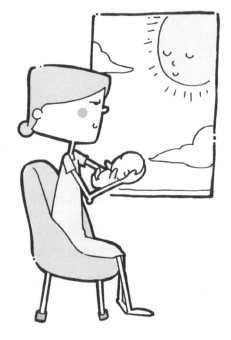

做法：仰臥，兩臂平伸於體側，握拳，掌心向下。然後兩臂上舉合掌，再將兩臂在胸前交叉合抱互相揉捏。重複5遍。

（3）下肢運動：可解除腳和腿的疲勞，為以後腹部的鍛鍊做好準備。產後第3天起，每天做2次。

做法：仰臥，兩腿伸直。先把兩腳拇趾向中央互相接觸；再將兩腳輪流勾伸；然後兩腿輪流彎屈；最後兩腳交替用腳跟在另一隻腳背上輕敲3下。重複4遍。

（4）俯臥運動：產後第3天起床採用俯臥的姿勢，能促進子宮復原，恢復到前傾位置。每天做2次。

做法：把枕頭墊在上腹部，兩手互疊墊在頜下，兩腿伸直，俯臥5～10分鐘。

（5）提肛運動：這是需要重視的一節操。可以鍛鍊提肛肌，增加陰道肌肉和會陰的緊張度，防止生殖器官鬆弛、脫垂，並有助於日後性生活的美滿。產後第4天起，每天做2次。做了會陰側切手術或會陰裂傷的產婦，要等傷口癒合以後再做。

做法：仰臥，屈膝，腿腳併攏，手放體側；然後提肛，即收縮肛門，並且盡可能保持幾秒鐘，再放鬆。重複4遍。

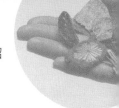

（6）腹部運動：婦女產後往往腹部鬆弛，為恢復腹直肌的彈性，使腹部平坦，應從產後第5天起，每天做2次腹部運動。

做法：仰臥，並腿屈膝然後起身，兩臂前伸，掌心向下，兩手輕觸雙膝，並持續2～3秒鐘，再還原。重複4遍。

（7）盆底運動：為使鬆弛的盆底肌得到加強，防止子宮位置不正。產後第3週起，每天做2次。

做法：仰臥，兩手放在腦後，並腿屈膝。接著將腰、臀同時抬起挺直，並收縮會陰，然後還原。重複4遍。

第二階段：產後4～10週，做8～9節。

（8）上身運動：鍛鍊腰、腹肌肉，增強腹肌、膈肌的收縮力。每天做2次。

做法：直立，兩腳分開與肩同寬，雙手叉腰。先將上身分別向左、右側屈，不要低頭；再向左、右轉體，注意腳跟不要抬起；之後兩臂上舉，掌心向前，再將上身前屈，然後還原。整個動作重複4遍。

（9）四肢運動：鍛鍊腰、四肢和胸大肌，增強軀幹與四肢的協調性。每天做2次。

做法：直立，兩腳略微分開。先將兩臂側平舉，掌心向下；接著兩臂上舉，掌心向前，同時收腹，抬起腳後跟，將全身提高；然後下蹲，兩臂自然放在體側，注意腰部要挺直。重複4遍。

小叮嚀

　　本套保健操的前7節操運動量較小，旨在促進產後恢復；後2節運動量加大，是為增強體質，恢復健美，預防婦科病。

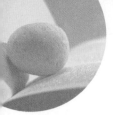

妙招 45　消除疲勞的中老年保健操

本套保健操具有促進全身血液循環，提高內臟功能的作用，有鍛鍊腰腹肌，去除腰腹部脂肪，提高腰腿部肌肉的彈性和韌度，使身段苗條，以及消除頸部疲勞、降低血壓、清醒頭腦、消除神經緊張等作用。

三圍健美操

（1）直立，全身放鬆，踮起腳尖，手臂上舉，身體盡量向上伸展。下蹲，雙手抱膝，低頭，盡量團身，反覆做5～10次。

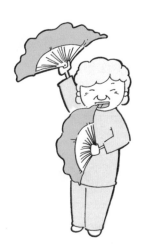

（2）起立，雙腳分開，上體前屈，雙手握住兩腳腳趾。屈肘，頭部緩緩下垂至兩腿間，保持5秒鐘。再伸直肘部，反覆做5～10次。

（3）分腿站立，身體後仰側彎，用左手觸摸左小腿，加大身體彎曲度，左手努力伸至腳後跟。然後換右手做，反覆做5～10次。

（4）站立，下蹲，一手扶凳，另一手側平舉，右腿抬起前平舉，左腳踮起，大小腿重疊。起立左腳支撐，右腿伸直抬起30°左右，右臂側平舉，左臂下垂保持平衡，不少於5秒鐘。兩腿交替做5次。

（5）坐在床上，雙手後撐，兩腿併攏，腳尖繃直，上抬30°，在空中做繞大圓圈動作，然後放下稍休息，順時針和逆時針方向各繞動5次。然後雙腿抬高至60°，用腳尖在空中寫字，從1寫到5或10，也可寫姓名或其他。

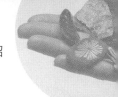

（6）跪坐，雙手前平舉，保持身體平衡，向右向左各橫坐5次。

輕鬆休閒操

（1）坐姿，兩腿併攏，屈膝，腳平放，雙手後撐，頭後仰，向左向右轉動脖子5次。然後頭前低，左右轉動5次，前後左右轉動5次。

（2）坐直，右手用力捶拍左肩10次，左手用力捶拍右肩10次，各重複5次。

（3）坐姿，雙手捶拍雙腿雙腳，再慢慢拍打身上感覺疲勞的部位10次。再緩緩用力捶拍腰部10次，重複5次。

（4）平臥，雙手後伸，腳趾用力伸直，伸展5次。

（5）仰臥，雙手按壓腹部丹田（即臍部），做深呼吸。吸氣時隆腹提肛，呼氣時收腹鬆肛，重複5次。

立式保健操

預備姿勢：直立，雙眼平視，挺胸，收腹，雙臂自然下垂，雙腿開立，與肩同寬。

（1）雙臂側平舉，屈肘握拳，做擴胸運動2次。然後，雙臂向前伸直平舉，掌心向上做擴胸運動2次。

（2）雙手叉腰，兩肘關節盡量前伸，同時含胸，低頭，呼氣。然後雙肘關節盡量後展，同時擴胸，抬頭，吸氣。重複8～10次。

（3）雙臂前伸，以肩關節為軸，在體側經後向前做360°繞環2周，同時足跟抬起，用足尖支撐身體，共做2次。然後做體側經前向後360°繞環2周，全腳掌著地，共做2次。

（4）手垂放在身前握拳如提物狀，左肩上聳，右肩下沉。然後右

肩上聳，左肩下沉。重複8～10次。

（5）雙臂由兩側上舉，在頭頂雙手背相對，同時屈膝成半蹲狀，呼氣。然後雙臂由體側緩緩落下，同時足尖用力，足跟抬起，雙膝伸直，吸氣。重複8～10次。

（6）腰部用力左轉，帶動右臂在體前以掌擊左肩臂，同時左臂隨之後甩，在身後以掌背拍擊腰背部。然後左右交替。重複8～10次。

（7）彎腰，雙臂側平舉，腰部向右轉，同時左臂向前，左手觸及右足尖，右臂隨之向上伸直於體後。然後左右交替。重複8～10次。

（8）雙手叉腰，雙肩保持平衡，腰部及骨盆做屈向前、左、後、右的水平轉圈運動2周。再做相反方向的轉圈運動2周。

（9）屈膝微蹲，雙手扶膝，以膝、踝關節為軸，做前、左、後、右水平繞環運動2周。再做相反方向的繞環運動2周。

（10）雙臂側平舉，使身體保持平衡，右腿抬起前後甩動。再左右交替。各重複4～5次。

> **小叮嚀**
>
> 　　做中老年保健操若出現頭暈、心悸等反應，應即刻停止。有嚴重心肺腦疾患者及年老體弱者不宜做中老年保健操。

妙招 46 打太極拳，坐臥都可抗疲勞

可以抗疲勞的運動方式還有很多，比如打太極拳等。

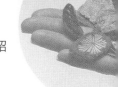

打太極拳

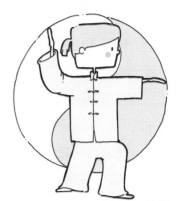

　　太極拳作為我國傳統的健身運動項目，具有輕鬆、自然、舒展、柔和的特點，內功與外功相結合，練拳時要求意念鍛鍊、呼吸鍛鍊和肢體活動三者緊密結合。太極拳具有動靜交融、上下相隨、內外協調、神形相濟、連綿不斷、身步自然運轉的特點。動為陽，靜為陰，動靜交融，能使體內陰陽協調，相互增長。上下相隨、內外協調，能使人體各種臟器，各種組織協調，不會出現偏盛或偏衰的情況，有益於身心健康。太極拳對疲勞者諸多症狀，如失眠、情緒不穩、注意力不集中、消化不良、便祕、骨質疏鬆、肌肉無力、關節活動障礙等都有很好的治療作用，可以有效地防治疲勞等。

坐位鍛鍊

　　（1）兩臂伸直，兩手掌分別按在雙膝上，挺胸伸背，並使上身向前傾斜，同時用力於腹部，維持6秒鐘，可使腹部抖動。

　　（2）用一手的手指抓住同側椅座的邊緣，上身向對側傾斜，同時用力於腹，維持6秒鐘，兩側交替進行。

　　（3）兩腿略分開，雙手的手指抓住椅座的前緣，背向後傾斜，同時用力於腹部，維持6秒鐘，可使背和腹肌得到鍛鍊。

　　以上三種動作需要使用60％的肌力。每次使用60％的肌力進行6秒鐘的鍛鍊，就能使肌肉得到加強，被稱為肌肉鍛鍊控制法，一般以肌

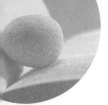

肉開始抖動為標準。

臥位鍛鍊

（1）仰臥，雙手交握於頭枕部，下頦緊貼胸前，屈膝，上身慢慢抬起，維持6秒鐘。

（2）仰臥，以雙足尖抵住床頭或衣櫥等物，雙手交握於頭部，下肢伸直，上身慢慢抬起，與水平面呈30～40°角，保持6秒鐘，這時腹部會出現輕微的抖動。如果維持這種姿勢不困難，可在胸部放幾本書，或屈膝來加強鍛鍊效果。

（3）仰臥，雙手緊握頭上方的傢俱腿或站立者的腳腕，然後用雙腳尖夾住1～2公斤重的物體。直腿向上抬起，與背平面呈20°角，維持6秒鐘。假如做這個動作不困難，可逐漸增加雙腳夾持物的重量，繼續維持這種姿勢時，腹肌會發生抖動，才能達到鍛鍊的目的。

（4）俯臥，用雙手和雙腳支撐身體，用力施於腰、背部的肌肉，同時不使臀部下降，維持6秒鐘。如果兩手之間的距離能超過肩寬，鍛鍊的效果便會更好。

（5）俯臥，屈一肘支撐身體（左右交替），雙足交叉於地面或床面，用力於腹肌，同時不使臀部下降，維持6秒鐘。

（6）仰臥，兩臂自然向兩側平伸，並貼於床面或地面，然後用力於腹部，盡力使腰部下沉貼於地面或床面，維持6秒鐘。

小叮嚀

大多數女性的疲勞與缺鐵性貧血有關，貧血造成的體內供氧不足會使人感到疲勞。體內各種激素之間保持著微妙的平衡，當

精神緊張、壓抑，影響了激素的分泌，就會引起情緒的變化並感到疲勞。女性中多見便祕，積存在腸內的糞便產生腸毒素，被腸壁吸收後引起疲勞。女性因過於疲勞還容易導致失眠、紅斑性狼瘡等身體問題。肌肉疼痛、甲狀腺功能衰退和貧血等疾病都伴有一定程度的身體疲勞。因此，職業女性有明顯疲勞感時，一定要注意休息。如果這種疲勞感已經長達半年以上，那麼就必須到醫院接受身體檢查。

妙招 47 練習八段錦有利於消除疲勞

八段錦是我國傳統的健身運動項目，用力的練法，運動量比簡化太極拳稍大；不用力的練法則比簡化太極拳運動量稍小，適宜於慢性疲勞綜合症患者練習。

兩手托天理三焦

（1）預備式：直立，兩足自然分開與肩同寬，雙臂自然下垂，雙目平視。全身放鬆，手指伸直。呼吸調勻，舌尖輕舐上齶，用鼻呼吸。同時足趾抓地，足心上提。

（2）兩手掌心向上，兩臂自左右兩側徐徐上舉，至頭頂上方時，兩手十指交叉，翻掌，掌心向上做舉托動作，頭後仰，眼看手背；同時，兩足跟盡量上提，並吸氣，站立片刻。

（3）兩手十指分開，兩臂從兩側徐徐放下，兩足跟也隨之落地，

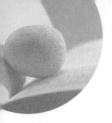

並呼氣，復原。

（4）如上反覆多遍。

左右開弓似射鵰

（1）預備式：雙腿分開成馬步，兩手半握拳，平放胸前，拳眼向上，左手在內，右手在外。

（2）左手食指與拇指撐開成八字形，目視左手食指，左手緩緩拉向左外方並伸直，吸氣，頭隨手轉至左側；右手向右平拉至右胸如拉弓狀。復原。呼氣。

（3）動作同（2），方向相反。

（4）如上反覆多遍。

調理脾胃需單舉

（1）預備式：自然直立，雙臂在胸前平屈，十指自然併攏，兩掌心向下，指尖相對。

（2）翻掌，左掌心向上托，右掌心向下按，並吸氣。

（3）復原。再右掌上托，左掌下按。

（4）如上反覆數遍。

五勞七傷向後瞧

（1）預備式：直立姿勢同第一段，兩手叉腰。

（2）慢慢向右轉頭，眼看後方。復原。

（3）慢慢向左轉頭，眼看後方。復原。

（4）如上反覆數遍。

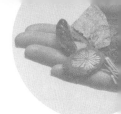
搖頭擺尾去心火

（1）預備式：馬步，雙手自然放於兩膝上，虎口對著身體，上身正直。

（2）頭及上身前俯、深屈，隨即向左側做弧形擺動，同時臀向右擺。復原。

（3）頭及上身前俯、深屈，隨即向右側做弧形擺動，同時臀向左擺。復原。

（4）如上轉換數次。

兩手攀足健腎腰

（1）預備式：兩足並立，雙臂平屈於上腹部，掌心向上。

（2）身體緩緩前屈，兩臂垂下，膝部挺直，雙手觸摸腳尖，頭稍抬。復原成直立狀。

（3）兩手放於背後，以手掌抵住腰骶部，身體緩緩後仰。復原。

（4）如上反覆多遍。

握拳怒目增力氣

（1）預備式：馬步，雙手握拳放腰間，拳心向上，兩目圓睜。

（2）右拳緩緩向前擊出，臂伸直，拳心向下。兩手用力握拳，兩眼睜大，向前虎視。右拳收回，復原成預備式。

（3）左拳緩緩向前出擊，動作同（2）。復原。

（4）如上重複數次。

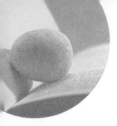
背後七顛百病消

（1）預備式：直立，成立正姿勢。

（2）兩足跟漸離地，前腳掌支撐身體，依然保持直立姿勢，頭用力上頂。

（3）足跟落地，復原為立正姿式。

（4）如此反覆顛7次。

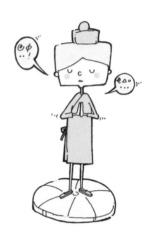

小叮嚀

　　八段錦每天可練1～2次，一般以出汗為度。八段錦易學易練，健身效果明顯。練習八段錦可消除疲勞，改善消化功能不良、食欲不振、便祕、腹瀉、眩暈、煩躁、失眠、肌肉酸軟無力等症狀。練習時應以無嚴重疲勞感和不適為度，肢體因練習引起的酸痛應能在24小時內休息緩解。

妙招 48　練習五禽戲有利於消除疲勞

　　五禽戲是漢代名醫華佗模仿虎、鹿、熊、猿、鳥五種禽獸的動作編成的一套鍛鍊身體的方法，經常練習可消除疲勞、增強體質、祛疾除病，提高身體素質。

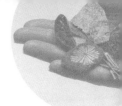

熊形

此勢有健脾養胃、幫助消化、活動關節等功效。

（1）預備式：兩腳平行站立，與肩等寬，兩臂自然下垂，做3～5次深呼吸。

（2）屈左膝，右肩向前下晃動，手臂下沉，左肩稍向後外舒展，左臂稍抬高。

（3）屈右膝，左肩向前下晃動，手臂下沉，右肩稍向後外舒展，右臂稍抬高。

（4）如此反覆晃動，次數不拘。

虎形

練虎戲時，手足動作與呼吸要協調一致。兩手翻掌向外按出時，兩腳同時向前進步，此時宜稍用力，速度稍快，以顯示虎撲時的敏捷、勇猛。動作左右交替，次數不限。

（1）預備式：兩臂自然下垂，頸自然豎直，眼向前平視，口要合閉，舌尖輕舐上齶，不要挺胸或拱背，腳跟靠近成立正姿勢，全身放鬆站立片刻，然後再開始做動作。

（2）左式：兩腿屈膝半蹲，重心移至右腿，左腳虛步，腳尖點地，靠在右腳踝關節旁，同時兩手握拳提至腰兩側，掌心向上，眼看左前方。緩緩吸氣，兩拳沿胸上舉，拳心向裡。舉至口前面時，呼氣，拳外翻變掌向前推出，高於胸齊，掌心向前；同時，左腳向左前方斜跨一步，右腳隨之跟進半步，兩腳跟前後相對，相距約30公分，身體重心坐於右腿，左腳虛步，腳尖點地，眼看左手食指尖。

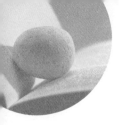

（3）右式：動作與左式相同，唯左右方向相反。

猿形

（1）預備式：同虎形。

（2）兩腿慢慢向下彎屈，左腳向前輕靈邁出，同時左手沿胸前至口平時，向前如取物樣探出，將達終點時掌變爪形手，手腕隨之自然下屈。

（3）右腳向前輕靈邁出，左腳隨之跟上，腳掌虛點地，右手沿胸前至口平時，變掌向前如取物樣探出，將達終點時掌變爪形手，隨之自然下屈，同時左手亦收回左肋下。

（4）左腳往後稍退踏實，身體後坐，右腳隨之亦收退，腳尖點地，同時左手沿胸前至口平時向前如取物樣探出，將達終點時掌變爪形手，腕隨之自然下屈，同時右手亦收回至右肋下。

（5）重複做以上動作，唯左右方向相反。

鹿形

（1）預備式：兩腳相並站立，兩臂自然下垂，眼向前平視，平心靜氣，站立片刻，然後做動作。

（2）右腿屈曲，上體後坐，左腿前伸，膝稍彎，左腳虛踏，成左虛步勢。

（3）左手前伸，肘微屈，右手置於左肘內側，兩掌心前後遙遙相對。

（4）兩臂在身前逆時針方向同時旋轉，左手繞環較右手大些，關鍵在於兩臂繞環不是肩關節為主的活動，而是在腰胯旋轉帶動下完

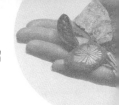
成。手臂繞大環,尾閭繞小環,這也就是所謂「鹿運尾閭」,主要是活動腰胯,藉以強腰腎,活躍骨盆腔內的血液循環,並鍛鍊腿力。

(5)如此運轉若干次,右腿前邁,上身坐於左腿上,右手前伸,左手護右肘,順時針方向繞環若干次,如此左右互換。

鶴形

此勢有助於增強心肺功能,健壯腎腰。長久持續練習,也可治療腰痛疾病。

(1)預備式:同鹿形。

(2)左腳向前邁出一步,右腳隨即跟進半步,腳尖虛點地,同時兩臂自身前抬起向左右側方舉起,並隨之深吸氣。

(3)右腳前進與左腳相並,兩臂自側方下落,在膝下相抱,同時深呼氣。

(4)右腳向前邁進一步,左腳隨跟進半步,腳尖虛點地,同時兩臂自身前抬起向左右側方舉起,並隨之深呼氣。

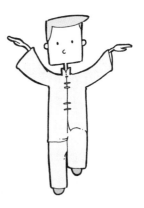

(5)左腳前進與右腳相並,兩臂自側方下落,在膝下擁抱,同時深呼氣。

小叮嚀

五禽戲動作各有不同,如熊之沉緩、猿之輕靈、虎之剛健、鹿之溫馴、鶴之活潑等。練習時,應根據其動作特點進行,動作宜自然舒展,不要拘謹。

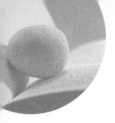

妙招 49 練習易筋經有利於消除疲勞

易筋經是一種動靜結合、鬆緊結合的鍛鍊方法。在練習過程中由於肌肉放鬆，結合腹式呼吸，可以有效地消除疲勞、促進血液循環和新陳代謝；易筋經透過靜止性用力來改善肌肉營養吸收，鍛鍊肌肉。易筋經動作簡便，可根據自己的體力情況，酌情用力。每日練習1～2次。

預備姿勢

易筋經十二式的預備姿勢完全相同，均為兩腳開立，目平視，口微閉，調勻呼吸。全身自然放鬆。

練習方法

（1）搗杵舂糧：①兩臂屈肘，平舉至胸前，屈腕立掌，指尖向上，掌心相對（相距6～10公分），手型如拱。②吸氣時，身體姿勢不變，兩臂肌肉用力使掌根內擠，指向外翹；呼氣時，小臂放鬆，手型如拱。③此動作可配合呼吸酌情做8～20次。

（2）扁擔挑糧：①兩腳開立，與肩同寬，兩手自胸前徐徐外展，至兩側中舉。立掌，掌心向外。②吸氣，胸部擴張，臂向後挺；呼氣，指尖內翹，掌向外撐。③此動作可反覆做8～20次。

（3）揚風淨糧：①兩腳開立，雙手上舉，掌心向上，兩臂挺直，全身伸展。②吸氣，兩手用暗勁盡力上托，同時，兩腳用力下蹬；呼氣，全身放鬆，兩掌向前下翻。③可反覆做8～20次。

（4）換肩扛糧：①右手高舉伸直，掌心向下，頭微右斜，兩目

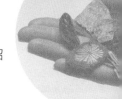

仰視右手心；左臂屈肘，自然置於背後。②吸氣時，頭往上頂，雙肩後挺；呼氣時，全身放鬆。③連續做5～10次後，兩手交換，即左手高舉，右手背後，眼看左手心，再連續做5～10次。

（5）推袋垛糧：①兩腳開立，兩臂前平舉，立掌，掌心向前，兩眼平視前方。②吸氣，兩掌用暗勁用力前推，手指向後翹；呼氣，臂、掌放鬆。③此動作可連續做8～20次。

（6）牽牛拉糧：①右腳前跨一步，屈膝成右弓步。右手握拳，舉至前上方；左手握拳，左臂屈肘，斜垂於身後。②吸氣，兩拳緊握內收，右拳收至右肩，左拳垂至背後；呼氣，兩臂、兩拳放鬆，復原為①的姿式。③此動作連續做5～10次後，身體後轉，成左弓步，左右手易位，左拳高舉，右拳後垂；隨呼吸再做5～10次。

（7）背牽運糧：①左手屈肘背於身後，小臂沿後背盡量上舉，手背貼胸椎，指尖向上；右手由肩上屈肘後伸，拉住左手手指；足趾抓地，身體前傾，如拉牽繩一樣。②吸氣時，雙手用力拉緊，呼氣時放鬆。③此動作連續做5～10次後，左右手交換位置，左手在上，右手在下。同樣做5～10次。

（8）盤籮卸糧：①左腳向左橫跨一步，屈膝下蹲成馬步。上身挺直，兩手屈肘翻掌向上，小臂平舉，如托重物狀；稍停片刻，兩手翻掌向下，小臂伸直、放鬆，如放下重物狀。此動作隨呼吸進行，托物時，盡量吸氣，放物時，盡量呼氣。可反覆做5～10次。②兩腿慢慢伸直，左腳收回，兩足併攏，成直立狀。

（9）圍茓囤糧：①左手握拳，置於腰間，右手向左前方伸出，五指捏成勾手，上身左轉。②腰部自左至右轉動，右手亦隨之自左至右水平劃圓，手劃至前方時，上身前傾，同時呼氣；劃至身體左側時，

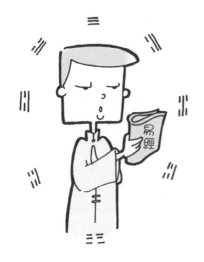

上身伸直，同時吸氣。狀似圍糧苽的動作。③此動作連續做5～10次後，左右手交換，動作方向相反。

（10）撲地護糧：①右腳向前跨一大步，屈膝成右弓步，上身前傾，雙手撐地，頭微抬起，眼看前下方。②吸氣，同時兩臂伸直，上身抬高；然後呼氣，同時屈肘，胸部下落。隨呼吸，兩臂屈伸，上身起伏，似在尋捉侵蝕糧食的害蟲。③弓步活動5～10次後，換左弓步，動作同前。

（11）屈體撿糧：①兩腿開立，與肩同寬，兩手用力合抵頭後部，手指敲小腦後部片刻（即「鳴天鼓」）。②配合呼吸做屈體動作：吸氣時，身體挺起，呼氣時，俯身彎腰，頭探於膝間做打躬狀。以模仿撿糧動作。③此動作可根據自己的體力強弱做8～20次。

（12）弓身收糧：①兩腿開立，上身前屈，雙臂下垂，手心向上，用力下推，手背觸地面時，昂頭注目，意為捧起落在地上的糧食。屈體下彎時，腳跟稍稍提起，起立時，腳跟又著地。如此做20次。②直立，兩臂左右側舉，屈伸7次。

小叮嚀

①動作要領：精神清靜，意守丹田。②舌舐上齶，呼吸勻緩，用腹式呼吸。③動靜結合，柔剛相濟，自然放鬆，動隨意存，意隨氣行，不要緊張、僵硬。

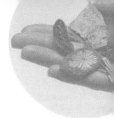

妙招 50 放鬆功鍛鍊可消除疲勞

放鬆鍛鍊健身法是一種比較容易掌握的健身方法，其要領不外乎鬆、靜二字。可用於消除疲勞、誘導睡眠等。

放鬆功的基本概念

站式、坐式和臥式均可，但以坐式比較容易放鬆，站式次之，臥式主要是用於久病體弱和不適用於站式和坐式練功的人。以坐式為例：兩腿自然分開，與肩同寬，足底踏平，膝部適度彎曲（約成直角），兩手平放在大腿上，肘部自然彎曲，頭身端正，不俯不仰，

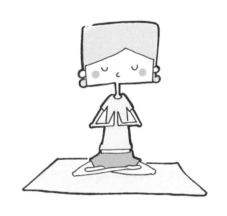

含胸拔背，目口微閉，稍帶笑容。姿勢應合乎生理狀態，如果某部位不舒暢時，可以輕輕地移動一下，力求重心穩當，輕鬆舒爽，活潑協調。用站式和坐式練功時，兩眼可以輕閉，也可以微睜。如果覺得站、坐不穩時，就應該把眼睛睜開一些。

開始練自然呼吸，待有一些基礎之後，再逐步鍛鍊腹式深呼吸。要求平穩呼吸，誘導入靜。姿勢擺好後，先吸一口氣，再輕輕地呼出（不可過度），呼吸應與全身放鬆配合進行。方法是按頭部、頸部、肩部、手臂、胸部、腹部、大腿、兩腳順序，自上而下逐步放鬆。一般在吸氣時想某一部位，在呼氣時默唸「鬆—」，反覆數遍。

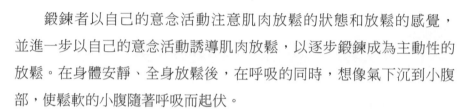

鍛鍊者以自己的意念活動注意肌肉放鬆的狀態和放鬆的感覺，並進一步以自己的意念活動誘導肌肉放鬆，以逐步鍛鍊成為主動性的放鬆。在身體安靜、全身放鬆後，在呼吸的同時，想像氣下沉到小腹部，使鬆軟的小腹隨著呼吸而起伏。

鍛鍊健身法的基本要求是做到「鬆」，就是消除緊張，做到放鬆。精神不緊張了，肌肉也就容易放鬆了。放鬆不是絕對的。只是練習時的肌肉張力要比平時工作狀態相對地放鬆一些。

分段放鬆法

先把人體以水平面劃分為若干段，自上而下地分段放鬆。譬如，先從頭部放鬆到肩，再從肩放鬆到筋（上肢同時從肩放鬆到手）；再從兩筋同時放鬆到兩腳。這叫「三段放鬆法」。進行放鬆鍛鍊時，也可隨放鬆活動配合呼氣鍛鍊，這樣可以增強放鬆的效果。如果一次放鬆得不理想，還可以反覆地放鬆幾次。直到自己感覺到放鬆得差不多時，即可保持這種狀態，慢慢地進行呼吸運動的鍛鍊。採用坐式練功時，只放鬆到臀部即可。放鬆完畢後，即可體會「坐如鐘」的意念活動，同時進行呼吸鍛鍊。採用站式練功時，當放鬆到兩腳之後，即可體會「站如松」和「兩腳如樹生根」的意念活動，同時進行呼吸鍛鍊。

分線放鬆法

先在人體上認定幾條線，按照一定的次序一條線一條線地放鬆。例如，從頭部沿脊柱正中線到骶骨部為第一條線；兩上肢從兩肩到兩手為第二條線；兩下肢從兩髖到兩腳為第三條線。這也可以叫「三

線放鬆法」。放鬆的順序是：先從第一條線放鬆，再從第二條線放鬆，最後從第三條線放鬆。進行放鬆活動時，要以線為中心做水平面放鬆，同時也可隨放鬆活動配合呼氣進行鍛鍊。如果一次放鬆得不理想，也可反覆地放鬆幾次。

整體放鬆法

先從頭頂開始，水平地向下緩緩地放鬆。坐式練習時，放鬆到臀部即可。練站功時，要放鬆到兩腳。其要求及意念活動均同「分段放鬆法」。在進行放鬆鍛鍊時的意念活動，可以「意想」放鬆時由於肌肉的細微運動所產生的感覺，就好像無風時的毛毛細雨緩緩下落；或「意想」放鬆時好像淋浴的溫水從頭部緩緩地向下淋洗身體的那種輕鬆舒適感。也可在進行這種意念活動時，默唸「放鬆」或同時配合緩緩的呼氣運動。當自己覺得身體上已經有了一定的放鬆感覺之後，就停止上述意念活動，進行呼吸鍛鍊。放鬆的意念活動，要適可而止，不可太過。低血壓患者不適合這種意守鍛鍊。做到放鬆之後，即可意守中丹田。

收功

準備練習時，無論意守何處都要把意念活動轉回到中丹田，意想從身體各部把氣息緩緩地向中丹田集聚，此即「氣息歸元」。初學者在停止練習時，可將一隻手的掌心貼按在肚臍處，把另一隻手的掌心貼在這隻手的手背上，兩手同時自肚臍中心按順時針方向由內向外、由小圈到大圈推轉20～30圈，將手停穩在心窩部（最大的一圈，上不過心窩，下不過恥骨），稍作停頓後，再向相反的方向，即從心窩部

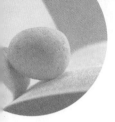

按逆時針方向由外向內、由大圈到小圈，推轉相同的圈數，緩緩地停穩在肚臍處。隨後，輕搓兩手，輕揉二目，然後收功。

小叮嚀

> 每次練習歷時約20～30分鐘，練習結束後再慢慢地活動起來。練習的要領在意守、氣血下行和全身放鬆。練習時呼吸不強調深長，而要自然吐納。如有閉氣，或意守不能集中而有煩躁，應當暫停練習。收功的好壞對每次練習的效果影響很大，所以停止練習不能草率，一定要把氣息收穩。停止練習後，也可再做幾節保健功。

妙招 51 健身球鍛鍊能對抗疲勞

健身球是我國寶貴的文化遺產，至今已有500餘年的歷史，是我國傳統的民間健身用品。健身球始於明朝，當時均為實心體。到了清朝，健身球出現空心體，並裝入音板，兩球音色不一，旋轉時音響和諧，似龍吟鳳鳴，令人陶醉。長期以來，健身球被醫學界視為保健器械之佳品。

健身作用

健身球雖然練法很簡單，但健身效果卻很突出。它透過手指的活動，疏通經絡，調合氣血，強健五臟。透過對經絡穴位以及手心勞宮

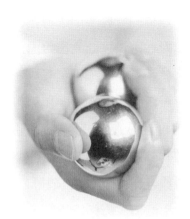

穴的刺激，可以調節大腦中樞神經，有降血壓、健腦、促進食欲、改善睡眠和增強體力的作用，長期持續鍛鍊可消除疲勞、強身健體。健身球有益於手部、臂部神經系統疾病的防治。因為雙手掌和十指與身體內外器官是緊密相聯的，身體的各器官在手上都有反射點，十指撥轉球造成球面對手掌許多部位按摩和刺激，十指活動牽涉手上幾大經絡和與十指相關的一些器官。因此，健身球表面看來是局部運動，實際上是一項全身性的健身運動。

　　手指的活動能刺激腦髓中的手指運動中樞，使腦發達，心靈手巧。所謂十指連心，說的就是經絡把手指與腦神經、五臟六腑聯繫起來而互為一體。健身球鍛鍊時手指在掌心不停旋轉，是手部最好的運動之一。健身球尤其對腦力勞動者有著調節大腦中樞神經，消除疲勞，增強記憶力，提高思維能力的功效。同時，還能改善睡眠，預防腦血管疾病。健身球與手掌摩擦產生靜電和熱效應，有助於緩解頸椎病、肩周炎的症狀。

健身方法

　　健身球運動的具體鍛鍊方法，可用單球、雙球、三球，甚至四球，採取順旋法、逆旋法、跳轉法等多種手法進行。下面介紹簡單的練習方法。

　　（1）持球姿勢：按一般人的手形以及習慣分為兩種：①握球式：

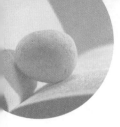

雙球橫向置於手中，拇指微伸開，捏住一球，其餘四指緊握雙球，中指附在兩球之間的銜接處，使雙球橫握手掌中。②托球式：雙球縱向置於手掌上，拇指順著雙球伸直，其餘四指微伸開，並稍抬起成為槽形，托住兩球於掌心中，雙球緊靠一起。

（2）單手托雙球摩擦順旋轉：①用拇指發力向掌心撥動甲球，同時其餘四指自然向外微伸開，乙球同時順序向手指尖方向自然下滾，雙球各運轉90°，變成托球式。②緊接著用小指、無名指、中指發力，向手虎口、拇指處挑動乙球，食指、拇指接住乙球，同時使甲球順勢滾到小指邊，雙球各自再運轉90°，甲乙兩球互相換位後，雙球恢復成握球式。③繼續再做上述①、②兩個動作，使甲乙兩球再各自運轉180°。雙球各自共運轉360°後，恢復到原來的位置。轉速為每分鐘80～100圈以上。

（3）單手托雙球摩擦逆旋轉：①用無名指、小指發反力向掌心處撥動乙球，同時食指、中指自然微伸開；用拇指向其餘四指上推動甲球，使甲球順勢滾到手指尖處。雙球各運轉90°，成托球式。②緊接著用中指、無名指、小指發反力向掌心處撥動甲球，同時乙球順勢滾到原甲球處。雙球各運轉180°，甲乙兩球互相換位後，又成握球式。③繼續再做上述①、②動作，使甲乙兩球再各自旋轉180°。雙球各自運轉360°後，恢復到原來的位置。

（4）單球旋轉和拋球：①單手拿一個健身球，在手中進行轉動，做向左或向右方向的轉動。也可做上、下轉動。②單手拿球做向上輕拋動作，使球離開手掌後再接住。單手旋轉和拋接是初練時的基礎動作，兩手可以各拿一個球同時進行練習。

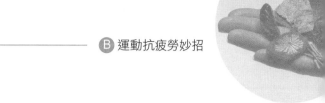
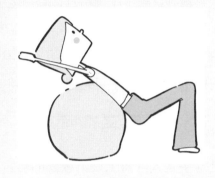

小叮嚀

　　目前還有一種時尚健身球運動，最早起源於瑞士。最初是作為一種康復醫療設備，用來幫助那些運動神經受損的人恢復平衡和運動能力。隨著它在協調和康復腰、背、肩、頸、髖關節、膝蓋等功能作用的發揮，逐漸被延伸推廣為一種流行的健身運動，並廣泛流行，經久不衰。

妙招 52 善用零碎時間的抗疲勞祕方

最有效率的抗疲勞祕方

（1）大笑

　　放聲大笑可以帶動全身八十多塊的肌肉，並釋放令人感到幸福的激素多巴胺。研究證明，大笑一分鐘的效果相當於四十五分鐘的放鬆運動。所以，如果工作中你真的找不到時間做放鬆運動，或者不希望引人注目的話，利用空檔時間或者藉著同事剛好講的趣事與笑話大笑幾聲，會是你不錯的選擇。

（2）冷水洗手

　　精神不濟時，可以抽空趁上洗手間時，將雙臂自手肘以下交替用

冷水沖洗，然後拿出甩乾，將可以很快振奮精神，這是因為身體受到冷水的刺激時，低溫會讓身體的中樞神經自然產生抵抗的激素，可以提振精神讓副交感神精為之緊繃產生興奮感。

事實上，不同程度的冷水浴皆可消除精神上的疲勞和情緒的低潮，你也可以準備一條毛巾，沾濕後，在精神不濟時擦拭四肢，然後打開電風扇吹乾，可迅速振奮精神。

任何空檔時間皆可做的抗疲勞秘方

手是人身體上最為敏感的器官之一，適當地按摩它，將給予大腦充分刺激，能使身體振奮，不同於前述動作較大的手部保健操，此方法適用於工作時不能有太大動作、沒有集中而較長休息時間的人。

具體方法為：兩手手指交叉，而後互相摩擦，直到掌心發熱，此法能刺激手部經絡，使疲倦快速消除，亦可再用發熱的手按摩眼部，讓眼睛休息。

小叮嚀

日光照射可以改變大腦中某些信號物質的含量，使人情緒高漲，願意從事富有挑戰的活動。在上午光照半小時，對精神委靡、易疲勞者效果尤為明顯。

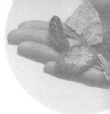
妙招 53 做國民健康操可消除疲勞

國民健康操的特點

國民健康操一般由8節動作組成,包括上肢、下肢和軀幹各部分;由屈伸、舉振、轉體、平衡、跳躍等各種動作組成。每一節動作都有一定的作用,如擴胸運動不僅可以鍛鍊胸部、背部和肩胛部的肌肉,對矯正姿勢(輕度的駝背、窄胸等)也有好處。因此,每做完一套國民健康操,能使身體各部分的關節、肌肉、韌帶都得到鍛鍊。增加了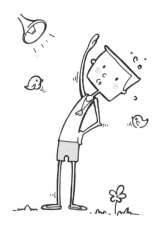氧氣和營養的需求,加快了呼吸、脈搏和血液循環,從而促進人體的新陳代謝,提高各器官的功能。

做國民健康操的好處

國民健康操是一種徒手操,不用器械,只要有限的場地就可以開展,通常跟隨廣播進行鍛鍊,曾在中、小學大力推廣,也可以用口令指揮節奏。

(1)可以使大腦在得到充分休息的同時讓肌肉得以放鬆。

(2)可以提高心肺功能,促進血液循環,使氧氣能充足地供應身體各部分,從而增強各器官的功能。

(3)可以使身體發熱,提高體內的排泄功能,降低疲憊的程度,

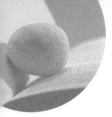

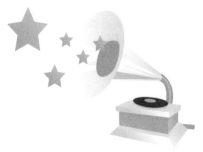

減少乳酸的積累，使人體精力旺盛。

（4）可以培養人正確的身體姿勢，使肌肉發達、體格強健、形態優美。

（5）可以有效消除一天的學習、生活、工作帶來的緊張，有利於睡眠。

（6）在進行劇烈運動前，做國民健康操作為熱身運動，可以避免肌肉的拉傷、挫傷。

（7）工作之餘做國民健康操，有助於緩解緊張工作時出現的暫時性的大腦部疲勞。

（8）持續鍛鍊下去，可以增強體質，預防疾病的發生。

（9）在輕快、優美的旋律下做操，能增強人的協調性和節奏感。

（10）在音樂伴奏下做國民健康操，是一種美的享受，可以陶冶人的情操，讓人保持良好的心理狀態。

（11）與不運動的人相比，每天做15分鐘的國民健康操（每週約90分鐘）可以減少14%總死亡率、10%癌症死亡率及20%的心血管疾病死亡率，延長3年壽命。

小叮嚀

國民健康操強調普及推廣的效應，動作簡便易學，負荷適中，適用面廣，音樂優美，節奏適中。參與國民健康操鍛鍊的人群以青年、中年人群為主，兼及少年和老年人，男性女性均適用。鍛鍊地域適用廣泛，因地制宜，適於機關、學校、社區、鄉

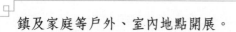
鎮及家庭等戶外、室內地點開展。

衛生署國健局2011年曾推出每天運動15分鐘的新版國民健康操，希望提高台灣民眾運動的比例，打造健康台灣，具體做法可參考相關書籍和多媒體網路視頻。

妙招 54 林中健身有利於消除疲勞

綠色的樹林可以淨化空氣，這是因為植物在進行光合作用時，能夠吸收二氧化碳，放出氧氣。但是，如果光照不足，植物則不能進行光合作用，而只能進行呼吸，吸收氧氣，呼出二氧化碳。因此，天亮前不宜到樹林中漫步鍛鍊。

樹林中活動可以健身袪疲勞

俄羅斯科學家發現，植物發射的生物電磁波可以提高人體免疫力和內分泌調節功能，使多數人的慢性疾病和衰老狀況有了改善。雖然植物電磁場很微弱，人們不能感受到，但長時間接觸的確對健康有益。因此，中老年朋友不妨常到樹林中走走，或在自己家種植一些植物，這對防病保健和延年益壽大有幫助。

研究發現，銀杏樹電磁場可使心血管系統規律地收縮和舒張，冠狀動脈血流增加，心肌缺血狀態得到改善，可降低患心臟病的風險。每天早晚到公園銀杏樹下活動或休息1小時，銀杏樹越多電磁場越強，連續維持2個月以上，這對消除疲勞有幫助，並可以健身延年。

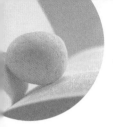

白樺樹電磁場對人體神經、內分泌系統有調節作用，從而有助於血壓恢復正常。可以每天固定時間到白樺樹林中活動半小時至1小時。

林中簡易健身法

（1）背向樹幹一步站立，手臂自然下垂，雙手向後舉起，使手指接觸樹幹，同時吸氣；放下手臂同時呼氣。重複若干次。

（2）身體左側距樹幹半步站立，左手扶住樹幹，右腿伸直並向前後連續踢10～15次，向前踢時呼氣，向後踢時吸氣。然後身體右側距樹幹半步站立，換右手、左腳重複該動作。

（3）雙手抱住樹幹，兩腳向後抬起持續5～6秒鐘後放下，重複3～5次。可增強手臂、肩胛和胸部肌肉的力量。

（4）兩手叉腰，左腳向前邁一大步，膝部彎曲呈直角。右腳尖著地，上身挺直。身體上下運動2～3次，鬆腿時吸氣，壓腿時呼氣。可在運動時換腳，也可在原地轉身換腳。重複10～20次。

（5）雙手抓住樹枝，兩腿連續伸屈，屈腿時膝部盡量向上抬起，呼氣；然後兩腿緩慢伸直放下，吸氣。重複8～10次。

（6）選一根比較平直的原木，兩腳站在原木的一端，身體保持平衡，前後慢慢地行走。

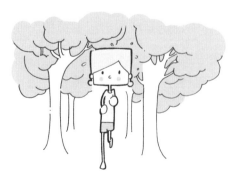

（7）雙手與肩同寬，撐在原木上，身體呈俯姿，上身與兩腿伸直。屈臂時吸氣，直臂時呼氣。重複10～20次。

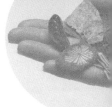
小叮嚀

古希臘人經常裸體在森林中行走,以顯示健美體魄。1855年瑞士人開辦了世界上第一個療養院,所有住院的病人,不常服藥,每天固定幾次在大自然的森林中裸體散步,一段時間之後,身體自行恢復健康。這種裸體空氣浴的好處被一些人視為很好的治療方法,能提高免疫力,抵抗疾病。

妙招 55 練習肢體小運動消除疲勞

疲勞伴頭痛的患者在鍛鍊時應注意動靜結合,在初練時,應以動為主,以靜為輔,隨著鍛鍊的進展過渡到以靜為主,以動為輔,動以練,靜以養,達到消除疲勞、調攝精神、疏通經脈的作用,兩者不可偏廢。

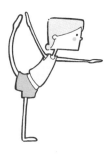

搖頭晃海

頭部向四周旋搖,同時縮頸聳肩,此為搖頭,左右交替共10次。頭部不動,後臀部坐凳沿,上身向四周旋搖為晃海,左右交替共10次。前俯時呼氣,後仰時吸氣。

大小輾轆

正立,兩腳與肩同寬,上肢伸直,以肩關節為軸心大幅度旋轉,

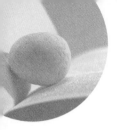

上舉時擴胸吸氣，下落時收胸呼氣，共做10次，此為大輾轤。如兩上肢屈肘，五指併攏點雲門穴，其餘動作同上，此為小輾轤。

轉體望月

正立，兩腳分開比肩寬，屈膝成半蹲勢，雙手分開置身前。先向左後方慢慢轉體，同時吸氣，重心移至左腳，右腳虛步，雙手向左後上方盡量上舉，雙目注視雙手中空隙（假想之月亮），然後雙手慢慢下落，身體恢復原來姿勢，同時呼氣。右轉時方法同左轉，左右各做10次。

風擺荷葉

大拇指在前叉腰正立，兩腳比肩稍寬，用臀部在空中劃水平圓圈，整個人體狀如陀螺；正反向各旋轉10次。前俯時呼氣，後仰時吸氣。

童子獻佛

正立，兩腳平行比肩寬，雙手仰掌置腋下，吸足氣後雙手慢慢向前平伸，同時慢慢吐氣並做騎馬勢下蹲。氣吐盡後，慢慢起立，吸氣，雙手向兩側分開如劃水狀，並返回腋下恢復原來姿勢，共做10次。

握固伸爪

接上節，做反向動作，吸氣時用雙手用力握拳，大拇指握於四指之內，同時提肛，逼尿，如忍大小便狀，腳趾抓地屈曲，待氣吸足後

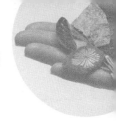

稍事停閉，即伸開十指放鬆腳趾，同時鬆肚吐氣，共做6次。

雙手抵足

正立，雙腳分開比肩稍寬，雙手俯掌平置胸前，吸足氣後慢慢彎腰吐氣，雙掌直抵足背，功夫深後掌根可按到地面，氣吐盡後雙手向兩側分開上舉，同時直腰吸氣，恢復原來姿勢，共做10次。

立定雲手

正立，雙足分開比肩寬1.5倍，膝微曲，右手在上，左手在下，於胸前做抱球狀，然後重心移至右腳，向右轉體90°，目視右手自上而下劃圓圈，左手自下而上劃圓圈，同時吸氣。以上動作完成後再向左轉體，重心左移，右手回升，目視左手向左下方劃圈，同時呼氣。此動作可重複10～20次。

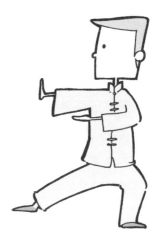

小叮嚀

疾病和疲勞互為關聯，疲勞可引起多種疾病，而疾病也會產生疲勞症狀。在疾病治療過程中，一些藥物的副作用也會引起疲勞。大病初癒後，如果調養不當，或飲食失宜，或受不良情緒的刺激，均會引起慢性疲勞綜合症。

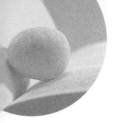

妙招 56 可以抗疲勞的幾種小功法

下面幾種小功法簡便易學,對抗疲勞有一定作用。

益智動靜功

（1）**預備式**：兩腳平行分開同肩寬,兩膝稍屈略收腹。頭部平直如頂碗。含胸直腰鬆胯,沉肩垂肘彎掌,手指微微張開,眼瞼輕輕垂下。舌頭輕舐上顎,重心移至足跟。務必使身體輕鬆舒適,呼吸自然,勻細深長,心要靜下來。

（2）**震椿**：兩膝微微彎曲震動,帶動全身沿上下方向震動,使全身放鬆,足跟頻頻受壓。震動頻率每分鐘120次。

（3）**甩袖**：在震椿的基礎上,左右手輪流前後甩動。甩動幅度由小到大。當手甩至身體前面時,順勢輕擊腹部;甩至身體後面時,順勢輕擊骶部。隨著甩動幅度的加大,依序擊腹部、骶部、腰背部。

（4）**鬆肌**：漸漸停止震動和甩袖,恢復原預備式,全神貫注,以意鬆肌,內鬆臟腑,外鬆肌骨,形神俱鬆。次序：頭→頸→肩→臂→胸背→腰→腹→腿→膝→脛→足底足跟。

（5）**養丹**：意守丹田,在臍下1寸左右,深入腹中約1.5～2.5寸,精神集中,吸氣時想「靜」字,呼氣時把意識注入丹田。呼吸之氣與內氣運行要配合一致。

（6）**守穴**：意守穴位一般在下身,這樣可無陽氣上擾之虞。如肝火上炎、肝氣鬱結,可守大敦、太沖;肝腎陰虛,可守太溪、三陰交;脾虛選足三里;痰濕選豐隆;濕熱守地機;心腎不交守湧泉等。

（7）漱津：意守舌下金津、玉液兩穴。舌根可略動，使津液分泌增加，然後分數口徐徐咽下丹田。

（8）擊鼓：雙手徐徐抬起，食指、中指、無名指鬆鬆地彎曲，以中指為主，其他二指為輔，對準頭部穴位，輕快地叩擊。應以腕部活動帶動手指，頻率每分鐘約20～140次，耳上角孫→耳前聽宮→額角太陽→前額攢竹（同擊天應、睛明穴），然後邊擊邊後移至頂部四神聰→枕部玉枕→頸部風池。

（9）浴面：兩手掌搓熱，浴面10次。

（10）收功：輕輕睜眼，舌離上齶，散步活動。

（11）注意事項：①練功前鬆開領扣，腰帶、手錶、眼鏡等宜除去，排除大小便。②鼻塞時影響呼吸，不宜練本功法，應治好再練。③練功不宜在過饑過飽時進行。④練功期間飲食要調勻，忌油膩、辛辣。⑤天熱時練功，最好先飲半杯淡鹽水。

臥功

仰臥硬板床上，枕墊高，但不要影響呼吸，目視足趾尖，調息後呼吸自然，肌肉放鬆，開始動作：吸氣時兩腳的腳後跟漸次下蹬，足趾足掌隨著吸氣向上翹，同時兩手握拳，以中指尖頂住勞宮穴，腹部隆起；呼氣時收腹提肛，兩足趾向前向下扣，兩拳也隨著鬆開，此為1次。以8次為1遍，停止手足活動，以兩手覆蓋於丹田之上，休息1分鐘左右，再進行第2遍。如果手握足蹬感到疲勞，則將兩手覆於丹田之上不動，聽任小腹之起伏動作，而意念隨之，不可鬆懈，意守丹田之內，體驗熱氣之循環。

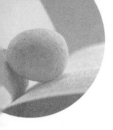

甩手功

每日吃完晚飯1～2小時後開始練功，每隔1小時練習1次，共3次，一次練習10分鐘。練功時取站立位，雙足稍寬於肩，微屈膝，用腰、大腿之力，以腰為軸心，旋轉甩動雙臂，雙上肢基本不用力。意守丹田穴，自然呼吸。在甩手時上身、頭頸自然轉動，可向後最大轉180°，看到後邊物體。甩手功結束後1小時上床睡覺。

站樁功

站樁功既是基本功，又有調整機體功能，促進血液循環，加強新陳代謝，健身祛疾的功效，對各種疲勞症狀有很好的治療作用。

（1）預備式：兩腳分開略呈八字形，與肩同寬，兩腿放鬆稍彎曲，臀部放鬆，雙手叉腰，兩眼稍閉，自然呼吸2～3分鐘，由頭至腳放鬆，然後選做以下三式。

（2）抱球式：兩臂慢慢抬起，環抱呈半圓形，如抱一個大氣球，兩手手指相對距離8～9寸，五指分開，雙手與身體距離不超過30公分，高在乳頭與肚臍之間，手指放鬆微曲。

（3）托球式：全身力量放於腳掌稍後處，肩稍向後張，腋半虛，兩手掌心向上，左右相距三拳左右，手掌距身體30公分左右，如托一大氣球狀。

（4）扶按式：是抱球的輔助式。抱球勞累時將兩臂稍抬起，手掌輕輕翻轉朝下，雙手如扶按在漂浮水面的氣球上，手下有浮托之感。此式又名浮水式，可有效緩解練功疲勞感，延長練功時間。

以上三式可互相轉換練習，但不可過勤，以免影響入靜。初學者

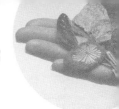
每日2次，選擇空氣清新、安靜怡人處，根據身體狀況自定練功時間，逐步加強，不可刻意勉強；放鬆時用意念從頭到足、由上至下逐步放鬆，不可求快，以達到體鬆意靜；不強調呼吸和意守，順其自然。

小叮嚀

　　區別慢性疲勞綜合症與一般的「懶」，應當參照慢性疲勞綜合症的診斷標準，不能妄下結論。由於疲勞會給工作和生活帶來干擾，但並不會引起致命的後果。所以，患者或疑有本病者應及時就診，並在醫師的指導下接受治療。對病毒感染引起者，採取抗感染療法有一定的效果。

妙招 57　放飛風箏消除疲勞

　　放風箏能使人情緒開朗、心境愉悅。放飛時，大腦高度集中，無疑會消除人內心的雜念；放飛者極目藍天，其心胸也會感到開闊；此外，春季草長鶯飛，觸目皆景，放飛風箏，如同進行一次人與自然的美好對話。

放風箏的益處

　　放飛風箏對人身體健康非常有益，它可以消除緊張工作後的壓力，帶來好心情。放風箏是一項極好的戶外運動，在都市中找一塊空地是越來越困難了，只能迫使人們走向郊外，到河灘上、田野上，走

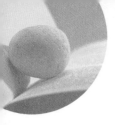

進大自然中，伴著陣陣清風，放起一隻可愛的風箏，風箏高高地飛向天空，使你的注意力集中在天空中的風箏上，工作中的壓力頓時消失，一切煩惱都被拋到九霄雲外，藍天、白雲、紙鳶，達到回歸自然的境界，這是一種極好的心情，而好心情正是現代人所追求的一個目標。

放風箏除了休閒娛樂、陶冶情操之外，同時還是一種健身運動，可以袪病抗疲勞。放風箏時，透過手、眼的配合和四肢的活動，還可達到疏通經絡、調和氣血、強身健體的目的。放風箏最好安排在風和日暖、天氣晴朗的下午，以體力勿過累，微出熱汗為原則。風箏活動集愉神情、動形體、暢氣血、練視力於一體。而製作風箏的審美、操作過程，又具有轉移心志之效。對神情抑鬱、視力減退、失眠健忘、肌肉疲勞諸證，均有對抗疲勞、袪病養生的作用。

放風箏時，需要全身心地投入。要把握好風向風速的關係，放飛者就得動一番腦筋，心無雜念地關注空中飛舞的風箏，腿奔手拉，眼要仰望遠眺，使人精神愉快，消除焦慮。

注意事項

放風箏的地點不能在交通要道上，而要選擇地面平整，有一定活動範圍的寬敞場地，因為在放風箏的過程中人總是在倒行，所以要特別注意防止摔傷。注意觀察周圍是否有電線，防止因風箏與電線接觸發生觸電事件。如果風箏掛在電線上，不要貿然去取，防止觸電和摔傷。

由於放風箏運動的特性，需要長時間仰頭，同一個姿勢要保持較長時間，因此提醒老年人和脊椎動脈供血不足者在參與此項運動時盡

量避免突然轉頭，以防腦血管突
然收縮，同時根據自己的身體狀
況調節參與活動時間的長短。患
有呼吸系統疾病和心血管疾病者
應盡量避免在喧鬧的活動場地長
時間進行放風箏運動。

　　放風箏過程中要注意風向與
太陽的關係，要防止陽光的反射
對眼睛造成的傷害，在天氣比較
暖和時要注意防曬，避免日光性
皮膚炎以及過度照射紫外線等。

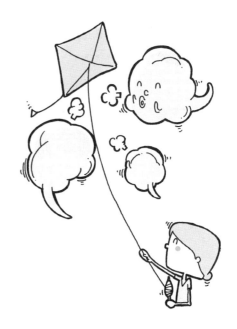

小叮嚀

　　傳統習俗中，在春天放風箏是有講究的。冬天寒冷，室外活
動少，人們久居室內，氣血鬱積，內熱增加。冬去春來，氣溫回
暖，萬物復甦，這時候山野朗潤、空氣清新，人們也迫切需要舒
展一下筋骨，改善血液循環，消除「內熱」。

c 心理抗疲勞妙招

妙招 58 自我測定疲勞的方法

自我測試究竟有多疲勞？做完下面這些測試題，就會知道答案。

疲勞程度自我測試

（1）通常騰不出時間來做鍛鍊。（①是；②否）

（2）經常省下一天中某一頓飯，尤其是早餐，或長時間不吃一點東西。（①是；②否）

（3）睡覺時總覺得將腳墊高了睡得舒服。（①是；②否）

（4）每天總是忙得忘了喝水，不到口渴時根本想不起喝水。（①是；②否）

（5）同室而睡的人中有人鼾聲如雷。（①是；②否）

（6）飲食總是自己喜歡的那幾種，很少有變化。（①是；②否）

（7）午餐基本是在餐廳吃速食。（①是；②否）

（8）生活沒有什麼規律，經常熬夜或暴飲暴食。（①是；②否）

（9）不訂飲食或健康雜誌，也不留心有關飲食或健康的內容。（①是；②否）

結果：如果答案中有5個或5個以上「是」，說明疲勞程度相當高。如果不及時做出調整和休息，人的精神狀態和身體狀況會越來越

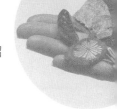

糟。如果答案中有2個至4個「是」，說明目前還不需要做出大的調整或專門騰出一段時間來休息，你要做的僅僅是對自己的起居飲食更加留心，並改掉一些不良的生活習慣。答案中的「是」在2個以下或1個都沒有，說明擁有良好的生活習慣和充沛的精力，需要做的就是將現在的生活習慣和對起居飲食的注意一直維持下去。

慢性疲勞綜合症自我測試

（1）早晨懶得起床，即使勉強起來，也身感倦意。

（2）上班後不願向主管彙報，更不願意多與人見面。

（3）看書易分神，寫文章老出差錯。

（4）說話少氣無力，聲細音短。

（5）不願與同事談話，回家後也默不作聲。

（6）總是不由自主地托著下巴呆想，或直眼想別的事，精力不能集中。

（7）喜歡喝濃茶，喝茶後似乎輕鬆些。

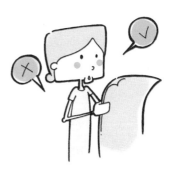

（8）眼睛睜不開，無精打采。

（9）總是伸懶腰、打哈欠，充滿睡意。

（10）懶得爬樓，上樓時常常絆腳。

（11）公車開過來了，也不想跑步趕上。

（12）躺在沙發上，把腿抬高，才感舒服些。

（13）四肢發硬，兩腿沉重，雙手易顫抖。

（14）缺乏食欲，無饑餓感，厭油，噁心。

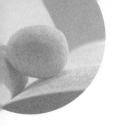

（15）經常腹脹，特別夜間更甚。

（16）喜歡在飯菜中放辣椒，藉以刺激胃口。

（17）容易腹瀉或便祕，兩三天不大便。

（18）特別健忘，越是眼前的事就越容易忘記。

（19）過度吸菸、飲酒以麻痺自己。

（20）不易入睡或者早睡，夜裡夢境連綿。

（21）經常頭痛，頭暈，耳鳴。

（22）時常心悸，胸悶，厭煩，有說不出的滋味。

（23）常患感冒或感冒後遲遲不癒。

（24）不明原因的消瘦，體重逐漸下降。

（25）身體某一部位（肌肉、關節）隱痛，時好時壞。

（26）下肢出現輕度水腫，晚上明顯，按之凹陷。

（27）尿少或尿多。

（28）好發脾氣，煩躁不安。

（29）性生活不正常，性欲減退。

（30）女性月經不調或提早閉經。

在上述30項中若有2～3項，則表示輕度疲勞；若有4～5項，則表示中度疲勞；若有6～8項，則表示重度疲勞並顯示有潛在疾病；若有9～10項或以上，則可能已經患了慢性疲勞綜合症。

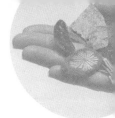

妙招 59 使疲勞者緩解壓力的方法

　　疲勞的起因有物理的、生物化學的、社會的或個人的因素。有人認為，身心疲勞是由於壓力過重造成的，導致患者的皮質醇激素含量降低，從而使人體免疫系統出現問題。工作負荷重和精神壓力大的確是疲勞的重要原因之一，但營養失衡、環境污染、病毒感染、內分泌失調、代謝紊亂、腸道菌群失調、寄生蟲感染、基因背景等因素同樣不容忽視。

緩解壓力的方法

　　（1）用積極的態度面對壓力。壓力可以是阻力，也可以變為動力，就看自己如何去面對。遇到壓力時，明智的辦法是採取一種比較積極的態度來面對。可以透過看看書、塗塗畫、聽聽音樂等，讓心情慢慢放鬆下來，再重新去面對，就會發現壓力其實也沒那麼大。與其讓自己無謂地煩惱，不如想一些開心的事，多學一些知識，讓生活充滿更多色彩。

　　（2）減壓先要解開心結。人總是貪求太多，把重負一件一件披掛在自己身上，捨不得扔掉。假如能學會取捨，學會輕裝上陣，學會善待自己，凡事不給自己太大壓力，甚至學會傾訴發洩釋放自己，人還會被生活的壓力打倒嗎？

　　（3）適度轉移和釋放壓力。面對壓

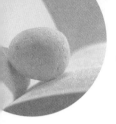

力，轉移是一種最好的辦法。等心態調整平和以後，已經堅強起來的你，還會害怕你面前的壓力嗎？比如做一下體育運動，讓自己很好地發洩，之後你會感到很輕鬆，這樣就可以把壓力釋放出去。

（4）對壓力心存感激。人生怎能沒有壓力？我們人生的道路，每一個足跡都是在壓力下走過的。當我們盡情享受生活的樂趣的時候，都應該對當初讓我們曾經頭疼不已的壓力心存一份感激。生活本來就是豐富的，任何人的生活都不會一成不變。我們需要一帆風順的快樂，但也要接受挑戰和壓力帶給我們的磨鍊。

緩解壓力的措施

（1）瞭解產生壓力的原因。如果認識不到問題的根源，你就不可能解決問題。如果你自己在確定問題的根源方面有困難，那就求助於專業人士或者機構，比如心理醫生。

（2）分散壓力。可能的話把工作進行分攤或是委派以減小工作強度。千萬不要陷到一個可怕的泥潭當中：認為你是唯一能夠做好這項工作的人。

（3）不要把工作當成一切。當你的大腦一天到晚都在想工作的時候，工作壓力就形成了。一定要為生活留一些空白，分出一些時間給家庭、朋友、嗜好等，最重要的是娛樂，娛樂是對付壓力的良方。

（4）暫時將壓力拋開。一天中多進行幾次短暫的休息，做做深呼吸，呼吸一下新鮮空氣，可以使你放鬆大腦，緩釋一下壓力。

（5）正確對待批評。不要把受到的批評個人化。當受到反面的評論時，你就把它當成是能夠改進工作的建設性批評。

（6）隨它去。辨別一下你能控制和不能控制的事情，然後把兩類

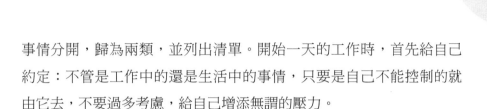

事情分開，歸為兩類，並列出清單。開始一天的工作時，首先給自己約定：不管是工作中的還是生活中的事情，只要是自己不能控制的就由它去，不要過多考慮，給自己增添無謂的壓力。

下班擺脫壓力的方法

（1）下班時盡量不要將工作帶回家中。在下班兩個小時前列一個清單，弄清哪些是你今天必須完成的工作，哪些工作可以留待明天。這樣你就有充足的時間來完成任務，從而減少工作之餘的擔心。

（2）購買或製作一個大籃子或是木盒，把它放在住所玄關處。走進家門後立即將公事包或是工具袋放到裡面，第二天出門之前絕不去碰它。

（3）寫下壓力來源，而後扔掉。如果在工作中遇到很大的困難，回家後仍然不能放鬆，那麼請拿起筆和紙，一口氣將所遇到的困難或是不愉快寫下來，寫完後把那張紙撕下扔掉。

（4）給自己設定某種「儀式」，以它為界將每天的工作和家庭生活分開。這種「儀式」可以是在餐桌上與孩子談論學校的事情，也可以是喝上一大杯檸檬汁。

（5）睡覺前花上5分鐘收拾一下住所。第二天就可以回到一個整潔幽雅的家了。

小叮嚀

　　為幫助女性減壓，心理學家提出了「不完美」的觀點。一是不要對丈夫要求太高。二是不要對自己要求太高。三是不要處處小心謹慎。四要有一兩個密友。

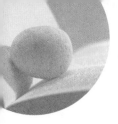

妙招 60 對付心理疲勞的小竅門

在充滿競爭的現代社會裡，應對心理疲勞的方法有許多。對於心理疲勞，患者可以根據自己的性格和愛好，透過各種富有強烈情緒體驗的活動來充實自己工作之餘的其他生活內容，例如散步、看電影、聊天、讀書等，從而避免因從事的活動過於單一而產生單調、消極的心境。對於有焦慮和抑鬱的患者，家屬應多做心理輔導，加以勸說、開導，使其感受到被愛和關懷的溫暖，逐步走出心理的陰影，幫助其樹立戰勝疾病的信心和勇氣。

對付心理疲勞的小竅門

（1）健康的開懷大笑是消除疲勞的最好方法，也是一種愉快的發洩方法。

（2）高談闊論會使血壓升高，聽別人說話同樣是一件愜意的事情。

（3）放慢生活節奏，把無所事事的時間也安排在日程表中。

（4）沉著冷靜地處理各種複雜問題，有助於舒緩緊張壓力。

（5）做錯了事，要想到誰都有可能犯錯誤，不要耿耿於懷。

（6）不要害怕承認自己的能力有限，學會在適當的時候說「不」。

（7）夜深人靜時，悄悄地講一些只給自己聽的話，然後酣然入睡。

（8）遇到困難時，堅信「車到山前必有路」。

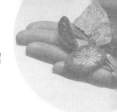

正確對待焦慮

心理疲勞者容易焦慮，其主要特點就是患者的緊張和驚恐程度與現實情況很不相符。在病情允許的情況下，患者可與人談心、看電視、遊戲、散步、下棋等，這些活動均有助於減輕焦慮心理。也可採用足浴、溫水浴、理療、打太極拳、氣功、按摩、鬆弛療法、生物回饋訓練等方法，以減輕患者的緊張，並能輕鬆自如地應對惡性的環境刺激和心理的焦慮情緒。飲食上應多吃新鮮蔬菜和清淡之品，避免刺激性食品或膏粱厚味，以免生痰助火而加重病情。疾病好轉或稍癒後，應力求生活有規律，注重靜養，力戒起居無常，不知節制。

焦慮的發生與機體素質、遺傳因素、精神因素及軀體因素有關。中醫認為，焦慮是因抑鬱驚恐傷及肝腎，撼動心神所致。所以疲勞者在兼有焦慮症狀時應盡量避免惡化，應該讓患者處於一個安寧、清靜、舒適的環境中，由最親近、最信賴、最能給予患者戰勝疾病信心的人來陪伴，開導患者，設法轉移患者的注意力，使其去除病態的焦慮。平素注意加強患者身心抗壓性的鍛鍊，使其具有較強的心理承受力，做到遇事不驚、鎮定自若。

調控心理性疲勞

要對所從事的事業產生興趣。興趣的產生與大腦皮質上的興奮點相聯繫，如果所從事的工作本身枯燥無味，就要想辦法努力培養自己的興趣。

無論做什麼事情，一定要確立行動的目標，這樣才能不斷地激勵自己，以取得預期的成功。

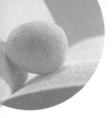

要注意勞逸結合，適度用腦，工作、學習要安排合理；生活要有規律，注意休息；努力排除外界的不良影響，並要加強運動鍛鍊，增強體質。

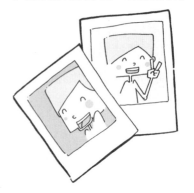

要與同事、同學和諧相處，只有生活在融洽、快樂的氣氛中，才能有愉快的心境、開朗的性格、健康的身體，才能在學習和生活中取得良好的效果。

小叮嚀

休假是員工應該享有的權利。休假不應簡單地理解為調節人本身的身心平衡，它還可以調節個體與群體、個人與社會的關係，這點在當前社會中顯得尤其重要。現代研究表明，更多的人雖無明顯疾病，但會出現倦怠、疲勞、乏力、失眠、食欲差等慢性疲勞症狀。現代社會節奏快，競爭激烈，長期精神緊張，心理壓力大和突發事件刺激，引起機體應激反應，是慢性疲勞綜合症的重要原因。

妙招 61 消除心理疲勞的神經放鬆訓練

心理訓練是根據實驗心理學和生物回饋學科發展起來的作為一種特殊的專門性訓練方法，已被廣泛地應用於體育運動、醫學、社會行為矯正各個方面，它在平時的運動訓練中發揮著重要作用，可以克服

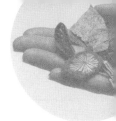

懶惰心理，提高身體素質。

放鬆訓練法是有意識、有系統地訓練肌肉動作逐步達到鬆弛，並使呼吸減緩。其目的在於透過人工的放鬆訓練獲得控制身心活動強度的能力。基本手法首先是對肌肉、骨骼、關節、韌帶的鬆弛訓練，然後是呼吸減緩的訓練、精神放鬆訓練，還有放鬆性言語暗示的手段及注意集中物件的轉移等等。

嘴部神經的放鬆訓練

（1）緊閉口，咬牙，持續2～3秒鐘，從下巴至太陽穴呈現肌肉緊繃的感覺，然後恢復原位，產生放鬆感覺。

（2）口用力張大，持續2～3秒鐘，使耳前和喉頭出現肌肉緊繃，然後恢復原位，體會肌肉放鬆感覺。

（3）牙齒咬緊，啟開兩唇，持續2～3秒鐘，使兩面頰及牙根部出現肌肉緊繃，然後再恢復原位，體會肌肉鬆緊的對比感覺。

（4）用力扣齒，持續2～3秒鐘，輕輕啟齒以體會牙根和兩面頰肌肉的鬆緊感覺。

（5）用力收縮唇、舌，持續2～3秒鐘，待舌和齶後出現肌肉緊張時恢復原狀，以體會舌、唇和齶後的肌肉鬆緊感覺。

（6）舌頭用力頂住上齶，持續2～3秒鐘，待舌頭後部及連接的喉部肌肉出現緊繃時，再收回舌頭；用力頂緊前齒，持續2～3秒鐘，出現緊繃感覺時，再恢復原狀，體會舌、喉肌肉鬆弛和緊繃的感覺。

（7）舌頭用力縮回，持續2～3秒鐘，使舌和喉頭肌肉緊張，然後恢復原狀，體會舌、喉部位肌肉的鬆緊感覺。

（8）發出讀數從1～10十個數字的聲音，聲音由短促有力逐漸

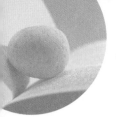

變小變弱，讀數時每發一音，都要體會舌、喉、齶以及胸腹肌肉的收縮，然後隨著讀數聲音的變小開始以想像讀數來代替發音，而且繼續降低「想讀」的次數，延長每次「想讀」的持續時間和間隔，充分體會發聲器官鬆緊時的肌肉感覺，最後以全部肌肉的放鬆代替緊張。

頸部神經的放鬆訓練

頸部的放鬆動作對於消除緊張情緒十分重要，因為頸部位於中樞神經系統的中間位置，是高級神經中樞與低級神經中樞——脊椎聯繫的結合處，頸部肌肉和骨關節的放鬆可以導致來自內臟器官的興奮衝擊的降低或中斷，使緊張的情緒狀態失去啟動的物質基礎，從而降低它的緊張度。

（1）雙肩聳起，頸部肌肉向下收縮，使肩上部和頸部兩側感到肌肉緊張，堅持2～3秒鐘，然後雙肩下沉，頸肌伸展，體會頸肌放鬆感覺。

（2）向左側轉頭，使後側頸肌拉緊，持續2～3秒鐘，然後頭部轉正。體會右側肌肉放鬆感覺，同樣再做向右轉頭動作。

（3）下巴向下，使頭頸兩側及後面出現肌肉緊張的感覺，持續2～3秒鐘，然後下巴緩慢恢復原位，體會頸肌放鬆的感覺。

（4）頭部向後仰起，使頸前部肌肉拉長，後頸肌肉收縮，出現頸肌緊張，持續2～3秒鐘，然後頭部恢復原狀，體會頸肌放鬆感覺。

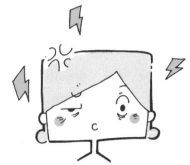

要預防身心疲勞，應根據自身情況採取綜合措施：不超負荷工作；正確對待疾病；讓感情自然流露；多到室外鍛鍊；不偏食；擁有充足的睡眠和休息；在精神最旺盛的時間工作；對疲勞本身不恐懼。身心疲勞是導致多種疾病的誘因，也是癌症的重要誘因之一。

妙招 62 消除心理疲勞的坐式放鬆訓練

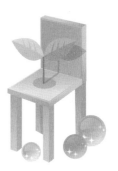

　　坐的姿勢是坐在靠背椅子上面，腳掌著地。兩腳平行分開與肩同寬，臀部靠椅背，上身坐直，使脊柱與大腿成直角。胸部自然內含，兩肩下垂，輕微塌背，但是不要弓腰、駝背，直腰平肩，肩肘自然下沉。手指併攏，手心向下平放在膝蓋上。頭部端正，雙目正視。

坐式肌肉、骨關節的放鬆

　　（1）放鬆胸、肩、背部：先是兩肩向後方拉緊、擴胸、屈背，使肩胛骨、胸肌及背部兩側肌肉緊繃，並且要有明顯的肌肉緊繃感覺，然後再緩緩鬆肩、含胸，使胸肩背部肌肉由緊繃狀態鬆弛下來，體會到肌肉鬆弛的感覺。

　　（2）放鬆腹部：挺腹，繃緊腹肌，待充分體會到腹部肌肉緊繃感

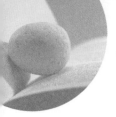
覺後，再緩緩收腹、鬆腰直到體會到腹肌鬆弛感覺為止。

（3）**放鬆下肢**：雙腳用力蹬地，使腳、小腿及臀部肌肉緊繃起來，全身由下肢支撐著，似有從椅子上浮起的感覺，重心要向上移動，以體會到下肢肌肉的緊繃感覺；然後再將小腿、腳掌輕輕抬起，全身重量還原於臀部的支撐，下肢肌肉放鬆，體會腿腳肌肉放鬆感覺。

（4）**放鬆頭頸部**：聳肩、收頦，使肩上部及頸部肌肉緊繃起來，然後將頦向前伸，頭部自然後仰，放鬆雙肩和頸部肌肉、關節，要求充分體會到頸部肌肉和關節具有明顯的緊繃與肌肉鬆弛的感覺。兩側頸肌的放鬆從頭部向左側彎曲開始，使右側頸肌拉緊，產生右頸肌緊繃感覺，然後將頭部端正，產生右頸肌鬆弛感覺；頭再向右側彎曲，使左側頸肌產生緊繃感覺，然後頭還原端正，產生左側頸肌鬆弛感覺。交換練習2次，最後將頭自然彎曲向一側或後頸部，保持頸部鬆弛狀態。

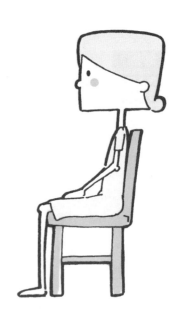

小叮嚀

　　對於產生心理疲勞的人，輕者出現厭惡、逃避工作、學習、生活的症狀，重者還可出現抑鬱症、神經衰弱、強迫行為以及諸如開始吸菸、酗酒等生活習慣改變的現象。產生心理疲勞的另一個主要原因是精神緊張和學習、工作過量。由於現代生活節奏加

快及高度的競爭性，很多人尤其是青年人害怕在競爭中失敗，由此導致了心理的緊張與疲勞，此外，繁雜的資訊轟炸、住房擁擠、噪音、工作條件惡劣、疾病、家庭不和、人際關係緊張、事業遭到挫折等等，也都是誘發心理疲勞的重要因素。要解除心理疲勞，必須對自我有一個客觀正確的估計和要求，不能對自己要求過高過急，凡事要講求適度，避免長期超負荷狀態生活。若心理疲勞是由於工作過於單調機械所致，這說明所從事的工作並未把自己的價值和潛能充分地發揮出來，使得自己產生了厭煩的心理，在這種情況下，最好的方法是改變工作的性質，或者去另謀出路。

妙招 63 消除心理疲勞的臥式放鬆訓練

臥式放鬆訓練一般有兩種姿勢，即仰臥和側臥。

仰臥

仰臥式是身體平臥床上，枕頭高低以自然舒適為宜；左右上肢放於身體兩側，靠緊兩側大腿，手心向下；手指展開放在床上；下肢併攏要自然平伸；雙腳齊平，足尖向上；口眼要求與坐式相同。

（1）放鬆下肢：仰臥式放鬆動作從下肢開始，按照由下而上的順序進行。將左腿用力伸直（腳面向上、腳尖向前），慢慢上抬45°，停頓片刻。然後輕輕放下左腿，放鬆腿部及腳部肌肉，膝關節和踝關節

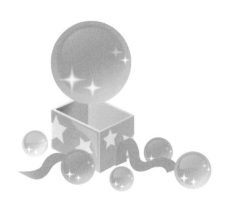

由緊變鬆。然後換右下肢做。

（2）**放鬆胸部**：仰臥，上肢放於體側，微屈肘關節，手掌向內，靠近大腿，手掌、肘、肩呈三角形。手、肘關節用力撐床板，抬起臀部，臀部肌肉收緊，挺胸，停頓片刻。然後輕輕放下臀部，使臀部肌肉放鬆。重複做3次。

（3）**放鬆上肢**：仰臥，兩臂置於身體兩側，然後兩臂前平舉，用力前伸，兩手用力握緊，體會到手、臂部的肌肉緊繃感覺。停頓片刻，雙手鬆開，兩臂慢慢放下。重複進行3次。

（4）**放鬆頭頸部**：收頜、挺頸向上抬，使頸椎挺直，兩眼注視雙腳，停頓片刻，體會到頸部有緊張感覺後再放下頭，使頸部肌肉放鬆並有鬆軟的感覺。重複進行3次。

（5）**放鬆頭部兩側**：頭彎向左側，用力拉緊右側頸肌，產生右側頸肌緊張感覺，頭恢復原位後，體會右側頸肌鬆弛感覺，然後換右側做。重複進行3次。

側臥

為了防止擠壓心臟，一般採用右側臥。右腿伸直，左腿屈曲放在右小腿的上後部位，左膝在右膝上。右肩稍向前突出，右手輕放在右眼前方的枕頭上面，手距面部兩拳左右，左手自然伸展輕放在左髖上。

（1）**放鬆下肢**：右腿用力伸直，繃緊腳面。腿部肌肉、關節處於

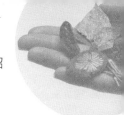

緊張狀態，挺直停留幾秒鐘，有肌肉緊張感時，將右下肢緩緩放鬆。重複進行3次。然後換左腿進行。

（2）放鬆腹胸背部：頂腰，挺腹，挺胸，同時向後拉肩，使腹、胸、背的肌肉緊張起來，停留幾秒鐘後，再收腹，鬆腰，含胸，使腹、胸、背部肌肉放鬆。重複進行3次。

（3）放鬆上肢：支撐右上肢，右手握拳，夾緊肘關節，使右上肢肌肉、關節處於緊張狀態，體會到緊張感覺，停留幾秒鐘後，再將右手、右肘鬆開，產生鬆弛的感覺。重複進行3次。然後放鬆左上肢。

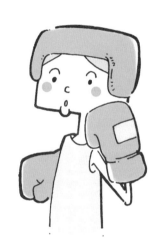

（4）放鬆頭頸部：內收下頜，使頸後肌肉緊張，在產生頸肌和頜關節緊張感覺後再緩緩向前伸下頜，頸部肌肉、關節放鬆，體會鬆弛感覺。重複進行3次。

小叮嚀

　　經常參加運動鍛鍊，增強體質，有助於防止疲勞。但疲勞時做劇烈運動則會有損健康，身心疲勞時仍持續進行劇烈運動會令心臟負荷過重，影響健康。至於本身有慢性疾病者也可參與運動鍛鍊，但要避免劇烈的運動。若遇呼吸困難、氣喘、頭暈、眼前發黑、身體軟弱無力等情況，應終止運動。常在室內工作學習者可選擇室外環境幽靜、空氣好的地方先做深呼吸。然後做些伸展四肢、前後屈體、轉動腰部和頸部等動作，能改善呼吸循環，放鬆因久坐造成的四肢、腰部、頸部肌肉的緊張。進行劇烈運動

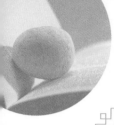
時，若身體不適，必須停止運動，休息一會再繼續，如果重複出現同樣現象，應馬上去醫院就診，檢查身體。運動前一定要進行熱身，令運動量慢慢增加，以免身體機能突然產生強烈變化，造成不適。

妙招

64 消除心理疲勞的站立式放鬆訓練

自然站立，兩腳平行分開，與肩同寬，兩膝微屈，稍向內扣，兩腳跟略虛，腳趾抓地。上身正直，不左右傾斜，含胸收腹，不要挺胸、駝背，臀部稍向下坐，不要蹺起。腰脊椎放鬆，肩肘稍向下沉，掌心向內，兩臂自然下垂。

站立式肌肉、骨關節的放鬆

（1）放鬆上肢：兩手握拳用力抓緊，想像中似乎雙手各握一杠鈴。將兩臂由前面向上抬起，抬至與身體垂直時停住並持續數秒鐘，感覺肌肉由緊繃變為疲勞時，輕輕地將雙臂放下。如此反覆練習1～3次。

（2）放鬆肩背胸：將雙肩用力向後拉緊，挺胸夾緊脊背肌肉，持續數秒鐘，等到有了緊張、疲勞感覺時，再將雙肩鬆開，同時含胸屈背，使胸背肌肉放鬆，感到有鬆軟、舒適的感覺。重複練習3次。

（3）放鬆肩部肌肉：挺胸，頂腰，挺腹，體會腹肌緊張，然後再鬆腰收腹，使腹肌放鬆。重複練習3次，以體會到腹肌有清晰的緊張與

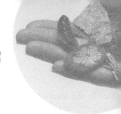

放鬆的自我感覺為宜。

（4）**放鬆下肢**：向上提踵，夾緊臀部肌肉，足尖著地，雙膝挺直，持續數秒鐘；待體會到下肢肌肉有緊張感覺後，再緩緩將腳踵落地，膝關節向前方微屈，放鬆臀部肌肉，產生鬆軟、舒適的自我感覺。重複練習3次。

（5）**放鬆頭部**：收頷挺頸，以體會頸肌和關節緊張感覺；然後將頷向前伸出，頭微仰起，使頸部肌肉、關節放鬆，產生鬆弛感覺。重複練習3次。

（6）**放鬆頸側肌肉**：頭向左側彎曲，使右側頸肌拉緊，右側頸肌因緊張而產生緊張感覺；然後使頭部回到直立位，右側頸肌放鬆，產生相應的肌肉放鬆的感覺。如此一鬆一緊重複3次。然後換方向進行練習。

小叮嚀

　　要防治慢性疲勞綜合症，就得先找出病源，而長時間休養可取得最佳療效，適度運動也對病情有幫助，運動可舒緩壓力和減輕疲勞，可活動筋骨，使平時較少活動的肌肉得以鬆弛，對於消除局部疲勞有效。慢性疲勞綜合症跟免疫力有關，一個人的免疫力增強，患慢性疲勞綜合症的機率相對減低。

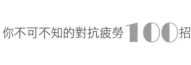

妙招 65 消除疲勞的呼吸調節訓練

呼吸訓練是根據生物回饋原理進行的人工訓練方法。在練習過程中，呼吸系統由自發的不隨意活動轉化為隨意運動。呼吸調節訓練分為呼吸放鬆和呼吸增強兩種訓練方式。

呼吸放鬆訓練

心理訓練中經常用的呼吸方式是腹式呼吸，即用腹部進行呼吸。它和一般人的自然呼吸不同，一般人常用的呼吸方式是胸式呼吸。

腹式呼吸的用力點在腹部，吸氣要求從鼻、喉嚨、氣管、胸部直到腹部，然後再沿原路呼出。

進行腹式呼吸時要求坐在靠背椅上，下面墊一軟墊，雙目微閉，口閉合以鼻呼吸，不習慣者可以開口呼吸。

上身坐姿要端正，最好做到頭部虛懸，不可著力；頸部挺立，不可拘縮；兩肩下沉，不可聳肩；脊柱挺直，不可彎屈；胸腹內含，不可挺凸，衣服要鬆寬，精神放鬆，態度自然。這樣，自頭、脊椎到四肢的神經系統傳導通暢，全身的血液循環疏通。

腹式呼吸又分為正式和逆式兩種。正式在吸氣時小腹鼓起，呼氣時凹下，逆式則動作相反，在吸氣時要求腹部肌肉收縮，呼氣時腹部鼓脹，以利於氧氣和二氧化碳在腹腔內有充裕的空間進行新陳代謝，

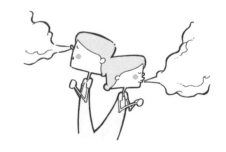

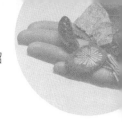

也便於控制呼吸頻率。

腹式呼吸的動作要領是悠、勻、細、緩四個字。

「悠」就是呼氣和吸氣都要長久，進氣出氣的時間長，則氣在體內運行的路線較遠。為此，呼氣和吸氣就必須啟口小，輕輕合齒，氣從齒縫間出入，不要張口大吞大吐。吸氣時氣體經喉頭、氣管直達腹腔，使橫膈膜向下擴張，有氣聚小腹鼓脹感覺。當不能再吸氣時，則以舌頂上齶，停頓一下。最後沿著與吸氣相反的路線，將氣逐漸呼出，並且要求腹部用力收縮，橫膈膜向上運動，盡量將體內二氧化碳吐淨。

「勻」是要求無論吸氣或呼氣都不要有節奏，從吸氣、中間稍停到呼氣都不要截然分開，要自然過渡。

「細」就是吞吐氣量單位小，這樣有助於機體充分吸收氧氣，排出二氧化碳。

「緩」就是呼吸動作速度慢，柔和，以有助於機體的放鬆和氣體代謝。

呼吸增強訓練

呼吸增強作為心理調節的手段，在於動員機體的力量，提高動作強度和心理活動水準。這種呼吸方式一般短促、有力，呼吸頻率較快。

跑步時怎樣調節呼吸以減少疲勞

跑步時，人們可能都有過這樣的經歷，如果調整不好呼吸，跑不了幾步就會氣喘吁吁，再咬牙跑幾步，就有點呼吸不過來的感覺。雖然跑步是不少人喜愛的健身方式，但是以上描述的種種不適卻常讓人

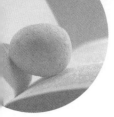
打退堂鼓。其實，跑步並不難，只要掌握了正確的呼吸方法，疲勞感自然就會減少。那麼，跑步時要怎樣調整呼吸呢？

配合跑步時的呼吸方法有兩種：一種是只用鼻子呼吸，另一種是口鼻一起呼吸。要想跑得舒服，分清跑步的階段和速度最重要。跑步剛開始時，或者速度較慢時，需氧量小，僅用鼻呼吸就可以滿足需氧量。如果氣溫較低或逆風跑步，更應用鼻子呼吸，這樣進入肺部的氣體能被鼻毛和鼻黏膜加溫加濕，從而避免吸入的塵埃、細菌引起咳嗽、氣管炎、腹痛、胃寒等疾病。當跑步時間較長或速度變快時，鼻呼吸就難以滿足機體對氧氣的需求了，如果只用鼻子呼吸，容易使呼吸肌疲勞，此時應張嘴配合呼吸，緩解呼吸肌的壓力。當然，完全張口也不行，最好是口微開，輕咬牙，舌尖捲起，微微抵住上齶，讓空氣從牙縫中進出。呼吸時，要注意做到均勻而有節奏，呼氣要短促有力，吸氣要緩慢均勻，有適當的深度。

與步伐配合跑步時，人們一般習慣於按照自身需要自由調節呼吸節奏，其實，呼吸節奏應該與步伐密切配合才行。通常慢跑的呼吸節奏是每2～3步一呼，每2～3步一吸，並保持呼吸均勻和深度一致，這樣跑起來才會感到輕快。隨著距離的增加，機體疲勞慢慢明顯，這時候需要放慢前行速度、或者停下來走兩步，以調整呼吸節奏。

許多人在跑步時不注意呼吸的深度，所以在持續較長時間的運動時，就會出現呼吸急促，從而產生胸悶、呼吸困難的感覺。有些人雖然注意深吸氣，但往往就忽視了呼氣的深度。其實，當跑步時間較長時，只有適當加大呼氣深度，才能最大限度地滿足機體對氧氣的需要。深度加強了，才可能更多地排出廢氣，增大肺中負壓，從而使吸氣更省力，吸氣量也能增加。

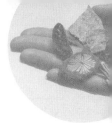

妙招 66 消除心理疲勞的音樂療法

　　音樂不僅能陶冶情操，而且能愉悅人的心神，有著良好的保健作用。音樂對機體細胞的興奮性，對情緒狀態、心理緊張、應激能力等各方面的積極作用，可有效地消除疲勞。音樂能使人在感情上產生強烈的共鳴，同時給生理上帶來明顯的變化，如血液循環，呼吸的變化，消化停滯，出汗增多，甚至毛髮豎起。這是音樂與健康關係最主要的一方面。音樂用其特殊的語言形式，滿足了人們宣洩情緒，表達願望的需求，而情感的適當抒發對人的健康十分有利。音樂不僅可以表達情感，還能透過其旋律的起伏和節奏的強弱調節人的情志。音樂使人的感情得以宣洩，情緒得以抒發，因而令人消愁解悶，消除疲勞，心緒安寧，胸襟開闊，樂觀豁達。

音樂療法的作用

　　音樂能直接影響人的情緒和行為，節奏鮮明的音樂能振奮人的精神，使人興奮、激動，而旋律優美的樂曲，則能使人情緒安靜、輕鬆愉快。人的情緒活動不僅與大腦皮質有密切關係，而且與人的內分泌系統、自主神經系統、下丘腦和大腦邊緣系統有著更廣更密切的關係。大腦邊緣系統是調整和支配人體內臟器官活動的最高中樞。引起人們輕鬆、愉快、歡樂的音樂，就能改善和加強人的大腦皮質、邊緣系統和自主神經系統的功

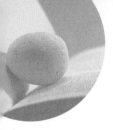

能，從而更好地控制和增進人體各種內臟器官系統的正常活動。音樂能透過音響的作用來影響人體的生理功能。音樂的生理作用首先是透過音響對人的聽覺器官和聽神經的作用開始的，繼而才影響到全身的肌肉、血脈及其他器官的活動。由於音響有它自己的振動頻率、節奏和強度，如果在傳入人體之後，正好與機體內相應的振動頻率和生理節奏相配合，就能引起共鳴反應。它能激發人體內所儲存的潛能。現代研究發現，音樂的音響還能直接影響到對調節人體內臟及軀體功能起重要作用的大腦邊緣系統和腦幹網狀結構。因此，樂曲的節奏、旋律、速度、諧調等不同，就可表現出鎮靜、鎮痛、降壓作用和情緒調節作用等不同的效果。

和諧優美的音樂是人類寶貴的精神財富，也是促進健康的重要調節因素。古往今來，人們創作了許多風格各異的樂曲，不同的樂曲，能使人產生不同的感受，也潛移默化地對人們的心理產生微妙的影響。音樂可透過兩種途徑作用於人體：一種是物理作用，即音樂透過節奏、旋律、強弱、速度、音色等聲波的衝擊、振動，使人體產生共振，引導體內的各種活動協調一致，激發人體的能量和抗病能力。如果音樂作品的頻率與酶在人體內進行催化的過程頻率相似，就能刺激人體分泌酶和激素。另一種是化學作用，音樂作為一種振動中的能量傳入大腦，對神經系統有良好的刺激作用，能調節神經興奮強度，促進神經反應，並由此影響和調節心血管系統、內分泌系統、消化系統的各種功能。因此，音樂的不同音色、音調、

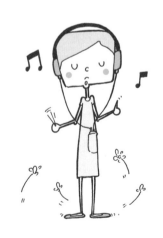

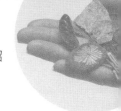

節奏和旋律，可表現出興奮或抑制等不同的功效，如降壓、鎮痛、鎮靜、抗焦慮、消除疲勞、增進食欲等。而且，好的音樂作品都有豐富的內涵，是人類文明的提煉和昇華，故經常欣賞內容健康、格調高雅的樂曲，能陶冶性情，使人心情舒暢，開朗樂觀。

音樂可以透過傾聽欣賞而令人心情舒暢，氣血調和，演奏不同的樂器或伴隨優美的樂曲而翩翩起舞可使人動形健身。吹、拉、彈、撥各種不同的樂器，可以心、手並用，既抒發情感，也活動肢體，而且，手指的活動還可以健腦益智。在音樂旋律的境界中，舒展身體，輕歌曼舞，使人情動形動，暢情志而動筋骨，從而達到動形健身、消除疲勞的目的。

消除疲勞的曲子

（1）**振奮精神，解憂除煩**：如李斯特的《匈牙利狂想曲》、史特勞斯的《維也納森林圓舞曲》、莫札特的《第40號交響曲》、西貝流士的《憂鬱圓舞曲》、古琴曲《流水》、貝多芬的《月光奏鳴曲》、《田園交響曲》等。

（2）**鎮靜放鬆，催眠安神**：如《春江花月夜》、《梅花三弄》、《塞上曲》、《平沙落雁》、《仙女牧羊》、《二泉映月》、《平湖秋月》、《燭影搖紅》、《山水蓮》、《春思》、蕭邦的《小夜曲》、柴可夫斯基的《花之圓舞曲》、孟德爾頌的《仲夏夜之夢》、莫札特的《搖籃曲》、李斯特的《小夜曲》、德布西的鋼琴奏鳴曲《夢》。

（3）**明朗輕快，消除疲勞**：《假日的海灘》、小約翰·史特勞斯的《藍色多瑙河》、比才的《卡門》、巴哈的《義大利協奏曲》、《布

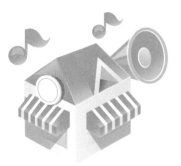

蘭登堡協奏曲》第三首、葛利格的《培爾金特》組曲中的《潮》、孟德爾頌第3號交響曲《蘇格蘭》、韓德爾的《水上音樂》組曲、德布西的《大海》管弦樂組曲等。

（4）調整心境，增進食欲：《花好月圓》、《歡樂舞曲》、泰勒曼的《餐桌音樂》、穆索爾斯基的《展覽會之畫》等。

在欣賞音樂時，還要注意不可久坐不動，應當每隔20～30分鐘起身活動活動，以免影響血液循環，也可根據自身情況在運動中聽音樂。飯後和睡前以聽輕音樂為主，時間一般不超過1小時。音量不宜太大，不宜超過60分貝。

小叮嚀

過勞死是一種未老先衰、猝然死亡的生命現象。大部分的人不把慢性疲勞綜合症視為病症，而掉以輕心，其實這會影響個人的學業、工作和日常生活，嚴重的長期性疲勞，可能會成為其他病症的徵兆。這種強烈的疲勞感如果持續半年或更長，便會出現輕微發燒、咽喉痛、淋巴結腫大、集中力降低、全身無力等等。其實，身體長期處於疲勞狀態，會造成體內激素代謝失調、神經系統調節功能異常、免疫力減低，同時也會引起肩膀酸痛、頭痛等自主神經失調症狀，感染疾病的機率也提高。

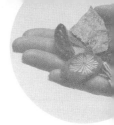

妙招 67 消除心理疲勞的棋牌療法

　　疲勞者得病前大多不是工作、學習過於緊張，就是家庭生活過於勞累，能有空閒時間消遣娛樂的實在不多；同時，那些經常進行休閒活動，特別是有較固定的業餘愛好，無論是書畫、歌舞、琴棋，還是釣魚、游泳等運動的愛好者，患慢性疲勞綜合症的比例都很低。生活豐富多彩的人患病的可能性較少，而且康復過程中培養了有益的業餘愛好的人，恢復的速度和程度都要強得多。有益的休閒娛樂可以緩解緊張的學習和工作帶來的精神壓力，減少因疾病而引起的壓抑和鬱悶，帶來腦力、體力工作以外的精神滿足，還擴展了人生的閱歷和經驗，擴大生活視野，促進身心健康。疲勞者可進行一些自己愛好的活動，可以從中獲得樂趣。快樂，對人體的神經系統、內分泌系統、免疫系統可產生良性刺激，減輕精神、神經和肌肉緊張，消除疲勞，改善睡眠，促進食欲。

下棋打牌的好處

　　下棋與打牌是兩種很好的休閒娛樂活動，也是一種鬥智的藝術。它寓腦力鍛鍊於休閒娛樂之中，透過下棋打牌能提高記憶能力、思維能力和推理判斷能力。為了取勝，雙方在打牌、下棋時要精神集中，頭腦冷靜，思考周密，排除一切雜念。同時，打牌下棋也能鍛鍊意志，修養品格，振奮精神，陶冶性情，增添生活的樂趣。因此，棋牌活動對於孤悶無聊引起的精神疲勞者尤為適宜。由於棋牌娛樂性高，引人入勝，二人相對，又有勝負之分，故需注意不要過分計較輸贏，

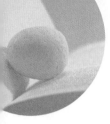

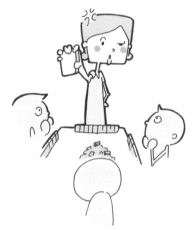

不能耗神過度，持續時間過長。

心理疲勞者可以根據興趣把下棋與打牌作為業餘愛好。但是，棋、牌最終是以「勝」、「負」的結果出現，於是從事此活動的人總會有求勝願望，而過高的求勝心理及對勝負的過於重視會對一些心理疲勞者產生負面作用。平日爭強好勝的心理疲勞者，無論工作學習中都力爭上游，一旦著手做某事就會盡心傾力，不顧勞累，這類患者已是疲勞症狀明顯，若再迷上棋、牌就等於加重了身體和精神上的負擔。慢性疲勞綜合症兼有肝鬱表現者，平素常感兩脅脹痛，胸中氣悶不舒，經常鬱怒，容易生氣，情緒易受棋局、牌局起落的影響，一輸一贏，會中傷肝脾之氣，引動肝陽，特別是血壓偏高者會引起不良後果。感情敏感細膩、事事計較的患者，往往在棋牌活動中思前想後，勝後暗喜連連，輸了則暗耗心神，劫陰傷津，易引起相關症狀。總之，棋牌活動要以適度為宜，以避免負面作用。

妙招

68 書畫和閱讀消除心理疲勞

學習書畫和閱讀書報，一是為了陶冶性情、調節生活；二是為了延年益壽、健腦益智。

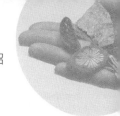

練習書法和繪畫的好處

欣賞繪畫是一種高尚的審美情趣。許多人都喜歡在家裡掛上一兩幅畫，以點綴環境，豐富自己的精神文化生活。不論欣賞者的藝術修養高低，都能從深刻地反映現實的優美的繪畫形象中得到美的享受，得到啟發和教育。人的精神狀態與機體健康有著十分密切的聯繫。觀畫是欣賞藝術，是一種審美活動，它必然要引起人的想像。想像能調節交感神經系統，直接影響免疫力。

學習書法和繪畫有清心養氣、調和氣血的作用。習字和繪畫可解除煩躁、焦慮情緒。學習書法和繪畫講究靜心養氣，寫字作畫前要凝神沉思，才能創作出好的書法和繪畫作品。因此，在運筆創作中，清心平氣時凝神沉思，消除浮躁焦急情緒，有利於消除精神疲勞。練習書法和繪畫也是一種體育鍛鍊，揮毫潑墨離不開運腕、運肘，還要指、臂、肩、背、腰及全身的配合。百歲書翁孫墨佛說：「練字不光是練習書法藝術，還能練氣功，既是腦力勞動，鍛鍊人的思考能力，又是一項全身運動。」但勞累之時或病後體虛，不必強打精神練習書法和繪畫。因為本已氣虛疲勞，再耗氣傷身，會加重身體負擔，不易恢復。飯後也不宜馬上寫字作畫，因為飯後伏案，會使食物壅滯胃腸，不利於食物的消化吸收。

閱讀書報的好處

讀書是一種保持精神愉快的有效方法。的確，喜歡讀書而閱讀廣泛的人，大多心胸開闊，有正確的人生哲學，能正確理解生活中的得失，不會因生活挫折而鬱鬱寡歡，不致造成心理疾病。這實際上是讀

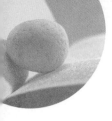

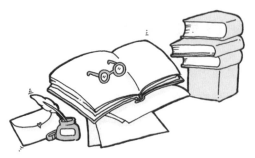

書增強了人的抗病能力，使人生活樂趣無窮。同時，讀書還是轉移興奮中樞的好辦法，在身體疲倦時安靜地讀一會兒書，有助於恢復體力。閱讀也是一種智力活動，老年人往往動腦較少，因智力活動差而導致大腦萎縮，出現早衰，故根據「用進廢退」原理，多讀書可以健腦防衰。朗讀吟誦，以其自身聲調和節奏變化，使體內代謝旺盛，興奮與抑制平衡，血流量、神經細胞的興奮都達到最佳狀態，可有效地緩解各種疲勞症狀，因而對慢性疲勞綜合症有較好的治療作用。

詩有浪漫、現實之分，詞有豪放、婉約之別。一般說來，內有實證，即濕熱阻滯型和其他肝鬱、濕阻，外有邪氣侵犯的患者應選用浪漫豪放的外向型的詩文，以通舒氣機，助邪出外；而虛證病人，無論是脾虛或是中氣不足，凡有虛象，都可選用婉約含蓄的內向文賦，透過對詩文的細細品味，融身於詩情畫意之中，以固求正氣；但不要隨便選用過於悲傷或殺氣太重的內容，因為這方面的內容會有傷正或留邪的危險。另外，鑒賞詩詞歌賦要求一定的文學修養，偏愛平華樸實文章者可考慮欣賞民歌與優美的戲曲詞調，只要能使自己吟後心情舒暢輕鬆且不違反以上基本原則的都可應用。

小叮嚀

　　下列幾種方法對消除精神疲勞極為有效：①講究心理衛生，加強品德修養，自己的心胸要開闊，以減少心理疲勞的發生。一

旦出現，應及時宣洩自己的不良情緒，不要悶在心裡，可找知心朋友談談心。②進餐時間規律化，可以使身體經常處於正常的新陳代謝狀態。③要多多鍛鍊身體，可進行慢跑、騎自行車、游泳、散步等運動鍛鍊，這可以使人工作起來更自信，碰到困難時也更加從容不迫。黃昏時活動活動身體，可使人更好地進入夢鄉。④腦部疲勞的一個重要原因是睡眠不足，有這種情況的人每天應當多增加1小時的睡眠。每個人的睡眠需求是不同的，應該找出最適合於自己睡眠的固定時間。⑤有些人上午生氣勃勃，有些人晚間精力充沛，找出自己的精力高峰期極為重要，這樣可恰當地安排好自己的作息時間。

妙招 69 培養業餘愛好能消除心理疲勞

釣魚的好處

釣魚不僅在於獲魚，更在於怡養性情，增益身心。一般釣魚均選擇江河湖海邊上或山洞溪畔。這些地方或地域遼闊，或水面寬廣，或植被繁茂，少有污染。據測試，江河湖海邊的空氣中負離子含量多，可調節中樞神經系統的興奮和抑制過程。在含有負離子多的地方垂釣，無疑能使人消除疲勞、延年益壽。噪音對人體健康的危害是多方面的，而釣魚活動可使人遠離都市的喧囂。

現代社會由於節奏的加快，客觀上對每個人在精神上產生了很大

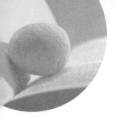

的壓力。人在專心致志地釣魚時，除了眼、腦、神盯住浮標外，其餘的就什麼都不去考慮了。靜心釣魚的時候，人會自覺地排除雜念，自然地排除一切煩惱、憂慮，閒適安靜地進入到養性的境界之中。一切精神壓力、一切煩惱也就自動得到了排解，至少是暫時地得到解脫。

釣魚既是娛樂性很強的休閒活動，也要付出一定的體力勞動，而且是一種老少咸宜的體力勞動。釣魚對疲勞者來說也是一種有益的鍛鍊。釣魚也是一項饒有情趣、令人神往的腦力勞動。對於長期從事緊張的腦力勞動的人們來說，釣魚是換換腦子的一種鬆弛休閒的機會，也同樣是一種可貴的益智活動。

養花種草的好處

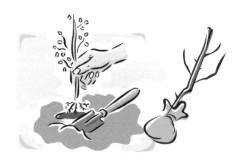

人在養花的活動中可以獲得樂趣，放鬆自己，從而有助於消除身心疲勞。養花的好處甚多，肌肉可以得到經常的鍛鍊，充足的陽光和清新的空氣會使人感到生氣勃勃、精神煥發；那迷人的綠色和花香，會給人帶來心情的喜悅和情緒的昇華。在養花操勞的過程中，那寂寞失望的心情就如雲消霧散。園藝植物所透露的蓬勃朝氣和盎然生機能給人以生活美的享受。唐代大詩人白居易，屬於虛弱體質，但他也活到了75歲，在當時也算是長壽了。他的長壽養生方法之一就是種養花卉，他認為種花勞動，一則美化了環境，二則勞動鍛鍊了筋骨，三是陶冶了心情，均有益於養生健身。

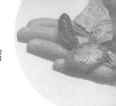

集郵的好處

集郵是以郵票為中心內容的一項有益的休閒養生活動,它包括收集、整理和研究三個方面。集郵的益處概括起來有這麼幾點:增長知識、陶冶情操、有益智慧、健康身心。集郵者長期處於希望與快樂之中,對調節生理機能,促進新陳代謝,消除身心疲勞有良好的作用。在欣賞郵票之時,手腦並用,智力、視力配合牽動,看來似乎辛苦而又緊張,實際上是處於一種寧靜專一、萬慮俱消的精神狀態,呼吸、消化、神經等各個系統得到和諧的調節。經常翻閱集郵冊上的郵票,能夠調節神經系統的功能,使過度興奮的神經受到抑制,使過度抑制的神經得到興奮。而神經系統是身體的主宰,指揮著身體內一切器官,神經系統的功能增強之後,循環、呼吸、消化、內分泌各個系統的功能也就相應增強。所以,愛集郵的人新陳代謝旺盛,精神振奮,體力充沛,對生活充滿了樂觀情緒,有助於健康長壽。俄國生理學家巴甫洛夫認為,集郵是充滿了真知和發現的最好的休息時間。

手工編織的好處

編織是眾多婦女喜愛的一種手工藝活動,利用工作、學習和勞動之餘編織毛衣、窗簾、裝飾布等,不僅能創造財富,更重要的是有益於身心健康。編織是一種心理疾病的治療手段,在某種程度上是恢復精神平衡的有效辦法。當人們需要考慮某個問題或者穩定自己情緒時,如果求助於編織,就會收到意想不到的效果。美國一著名的醫學專家指出:「手工藝活動能使某些病人在心理上產生滿足感,減輕病人的精神負擔,使病人在進行專心致志的工藝活動時,忘掉疾病的痛

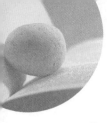

苦，產生輔助藥物治療的積極作用。」

編織有助於減輕由精神緊張和壓力帶來的疲勞。編織活動是一種有節奏的動作，猶如在排練特殊的極細心的舞蹈，它對人的心理、情感能產生撫慰的作用。同時編織又是一種微妙的休息，對於腦力勞動者來說是一種積極的休閒方式。

編織有利於促進人體血液循環和新陳代謝。在編織時，人體的上肢肌肉有節奏地舒縮，有利於促進血液循環和新陳代謝，改善和增強神經系統的功能活動，使興奮與抑制得到平衡與協調，從而較好地達到消除精神和體力的疲勞。同時，編織可以健腦並有利於智力開發。

小叮嚀

工作壓力大平時宜吃：①補充富含B群維生素的食物，因為B群維生素是緩解壓力的天然的解毒劑，比如雜糧、麥麩、全麥麵包、動物內臟、瘦肉等。②補充富含鈣、鎂的食物，比如乳製品、豆製品含鈣較高，香蕉、蕎麥、種子類食物含鎂高。③補充一些富含ω3脂肪酸多的食物，如深海魚類。④鹼性食物，如新鮮蔬菜和水果。可以平衡體內酸鹼值，緩解疲勞，減輕壓力。

妙招 70 利用色彩抗疲勞

色彩是透過眼、腦和我們的生活經驗所產生的一種對光的視覺效應。人對顏色的感覺不僅僅由光的物理性質所決定，往往受到周圍顏

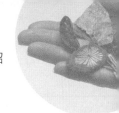

色的影響。色彩不只是美化生活，它還對人們的心理、情感、情緒、生理及病理都能產生影響，與人們的健康有著密切的關係。

不同色彩的抗疲勞作用

不同的疲勞表現，可採用不同的色彩調節。如屬陽氣虛衰，疲怠懶言，可採暖色來調節；居室的暖色佈置，如牆壁塗為米黃色，傢俱可為柿黃色、棗紅色，燈光可為紅色、橙色；服裝的暖色，有紅、黃、咖啡色、棕色等；食品可吃些醬色、棕色的紅燒牛肉、羊肉等。如屬陰血虧損，煩躁失眠，可用冷色來調節；居室色彩以淡綠色為主，燈光宜冷色（如淡綠色、淡藍色）；服裝的色彩宜清爽淡雅，如淺藍色、藍青色、綠色、白色等；食品宜多吃綠色蔬菜及多汁的水果。如精神不振，心情沮喪，工作無精打采，對生活缺乏樂趣的人，應避免穿黑色、灰色或深藍色服裝；積極尋找富有溫暖感覺和有活力的顏色，穿上鮮豔的，像紅色、白色、綠色而嶄新的服裝，有利於提高自信心；居室的色彩宜用明亮的暖色為主，如米黃色。對於工作和學習的壓力較重，長期處於緊張狀態的人，應避免接觸強刺激性的色彩，如黑色、紅色、黃色等；選擇接觸那些柔和並且有鎮靜作用的色彩，如淺藍色、粉紅色等；居室的牆壁、窗簾宜選擇米黃色、淡綠色、乳白色及粉紅色。

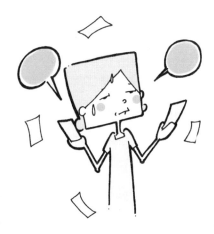

腦力勞動者，色彩以養目、放鬆及優化情緒為主；辦公室的基準

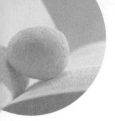

色宜柔和明亮，如淡綠色、米黃色、淺藍色，以烘托文雅、寧靜、穩重、有秩序的氣氛，以利於腦力勞動者平心靜氣工作，既有利思維，又賞心悅目。辦公桌的佈置上，如果是短時間高效率的工作，桌布選用紅色；若是長時間的伏案工作，桌布最好選用淺綠色。工作之餘宜多接觸花園、樹林、田野等綠色環境。居室色調應以暖色為主，以利於誘發愉快歡暢的情緒。體力勞動者，下班後衣著宜鮮豔，衣料精良，可使人精神煥發、喜氣洋洋，並能誘發產生自豪感、幸福感；居室色彩宜明亮鮮豔，如米黃色、淡綠色、淺藍色；燈罩宜選紅色、橙色、粉紅色，給人以溫暖、舒適的感覺；食品宜是醬紅色、金黃色的肉食，能誘發食欲，對恢復體力亦有益處。

年齡與色彩

兒童處在長身體、長知識的重要發育時期，運用色彩應有利於兒童的身心健康和智力發展。嬰幼兒喜歡黑色、白色和人們慈善微笑的面孔；所以嬰兒的居室燈光不宜過於明亮，色彩也不宜過於繁雜；牆壁可塗為柔和的乳白色、白色、粉紅色。橙色能改善兒童的心理狀態和舉止行動，能煥發朝氣，使他們變得活潑溫和、穩重踏實。所以，其書包、窗簾等物以橙色為宜；一般兒童都喜紅色，兒童玩具、日記本、書包用紅色調，孩子們見了就會笑顏逐開。讀書時，書桌上的燈罩宜用淺紫色，有利於兒童智力的發展。

青年人大都喜歡鮮豔、明亮、和諧的色調，但青年人的臥室應以冷色（如淡綠色、淺藍色）為主，以利於使激昂的情緒平靜下來，容易入睡，以提高休息效果。衣服色彩之妙，妙在與人體的統一和諧，妙在體現出人的內在美。比如外向性格的人（指女性），穿紅、黃、

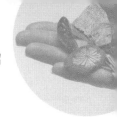

橙等暖色服裝，有朝氣蓬勃、精神振奮之感；而內向性格的人，穿藍、紫、青、淡青等冷色調服裝，給人以穩重、誠實的感覺。老年人居室應以米黃色的暖色調為主，以引發歡快的情感。老年人的食品要做到色鮮味美，以增強食欲。老年人服裝色彩鮮亮，服飾樣式得體，會顯得風度翩翩、精神矍鑠，其抵抗疾病的能力和抗衰老能力就會增強。

小叮嚀

太陽光包括多種光和色彩，這些光線照射人體時，經過複雜的反射作用，調整了組織器官的功能，調節改善新陳代謝，改善感覺，從而促進身體健康，使人心情舒暢，精力充沛。

妙招 71 香氣的抗疲勞作用

香氣給人們的生活增添了不少樂趣：香甜飯菜增進食欲，芬芳花香沁人心脾，異性氣息振奮精神。中醫常利用香氣來防治疾病，許多配方使用菊花、辛夷、花椒、高良薑、佩蘭等藥，製成香囊、香袋、香枕，用於保健防病。

香氣抗疲勞

美國心理學家為了弄清空氣中氣味對情緒的影響，以260多種帶各種氣味的物質、80多種香水對5000多人進行了測試觀察，結果發現，

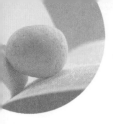

茉莉、丁香使人沉靜，產生輕鬆歡快的感覺；百合花、蘭花使人頭腦過於興奮，甚至產生眩暈；紫羅蘭和玫瑰的香氣給人一種舒暢快感；陳皮、檸檬的香氣使人精神振奮……根據這一原理，日本加島公司利用管線將具有花果香氣的空氣輸送到工作間，使工作人員頭腦清醒，精神振奮，從而提高了工作效率。

研究發現，金銀花、菊花的香氣可擴張血管，改善心功能，清醒頭腦；五味子的花香能降血壓，減輕疲勞，具有保護神經的功能；蘋果的香氣能消除心理的壓抑，使人精神輕鬆、心情愉快；天竺葵的香氣有鎮靜安神、消除疲勞的作用；玫瑰花的香氣能消毒空氣，使人身心爽朗；桂花的香氣能振奮精神、消除疲勞；紫羅蘭的香氣使人心曠神怡，神清氣爽；紫薇、梔子花、吊蘭能消毒空氣，淨化環境，改善情緒。

室內放些香花，噴些空氣清潔劑，點些線香，使室內空氣清新芬芳，環境清雅舒適，使人精神愉快。和他人接觸交往，用些口腔清潔劑，身上灑些香水，能夠增加自信心和自豪感，也有益於社交活動的開展。在課本中加以清新的香氣，不但可提高學生的學習興趣，也提高學生的記憶力。在工作環境中添加一些好聞的氣味，可提高工作人員的辦事效率，減輕工作的疲勞。

帶香食物除疲勞

香蔥含有揮發油、菸酸、維生素B_1、維生素B_2、維生素A、脂肪酸和黏液質。老人、易疲勞者和慢性疾病患者，每天用15克左右的香蔥炒雞蛋或煎餅，食用後可改善疲勞狀態，恢復精力。

香芹富含芫荽甙揮發油、甘露醇、環己六醇與生芹素，有舒緩

血管壓力、促進血液循環、排毒與代謝之效。香芹還含有豐富的粗纖維，能促進腸蠕動，有助於排便和排毒。

香菜含有芳樟醇、二氫芫荽香豆精、香柑內脂等。乳酸是導致肌肉酸痛、疲勞、乏力等症狀的最大「禍首」。海帶、蘿蔔中的鹼性物質與香菜中的有效成分結合，可以中和肌肉活動時產生的乳酸。

香椿含有豐富的植物蛋白質，甘氨酸、穀氨酸的含量居蔬菜之冠，有助於提高神經系統興奮性，增強人體應激能力。春天常吃香椿可消除春睏，排散毒素，提升精力。

香菇富含香菇多糖、甘露醇、海藻糖等多種活性物質，具有提高免疫細胞活性、改善植物神經調節功能、增強機體排毒等作用。

香瓜含有大量的碳酸化合物、檸檬酸、胡蘿蔔素、維生素等。香瓜所含的轉化酶可以將不溶性蛋白質轉變成可溶性蛋白質供吸收。另外，香瓜內含葫蘆素B能明顯增加肝臟內糖原的儲備量，可及時補充大腦與血液中的血糖濃度，對人的精力有明顯的補充作用。

香蕉富含鉀離子，鉀是維持肌肉、神經正常活動的必需物質。每天吃兩根香蕉，可以改善機體疲勞感。

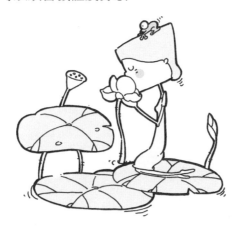

取薰衣草乾花蕾5顆，與檸檬片一起放入茶杯中，加入沸水加蓋悶5～10分鐘後飲用。薰衣草香氣有滋補、舒緩壓力、消除疲勞的作用，檸檬具有利尿、促進消化與血液循環，緩解頭痛的作用，並且其散發出淡淡的香味可使人精神振奮。

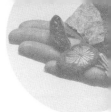

ⓓ 中醫藥抗疲勞妙招

妙招 72 中醫藥對抗慢性疲勞綜合症

　　中醫學強調整體觀，治療上也強調整體治療，調節機體的整體功能。此原則對應於慢性疲勞綜合症的多系統功能失調正好有全面調節的作用。現代中醫學採用辨證論治和辨病論治相結合的原則，對於不同的人，根據辨證的情況採取不同的治療方法，使治療更有針對性。因此，中藥治療具有很大的優勢，也會取得較好的療效。

慢性疲勞綜合症的中醫分型

　　（1）中氣不足型：這類患者除疲勞外，還可見低熱、食欲不振、四肢乏力、氣短、頭暈、情緒不穩、失眠多夢、思考遲鈍、胸悶、長嘆氣等，舌淡胖有齒痕，脈弦細。

　　（2）肝腎不足型：這類患者除疲勞外，還可見腰膝酸軟或酸痛、頭暈目眩、虛煩不寐、口咽乾痛、記憶力減退、虛熱盜汗等，舌淡紅苔少，脈弦細數。

　　（3）陰陽失調型：這類患者常見心煩、口苦口乾、頭暈失眠、精神萎靡、身體疲倦、低燒咽痛、腸鳴腹泄、腰酸腿軟、夜尿頻數等。

　　（4）痰濕阻絡型：這類患者常見咽中不適、如有物堵、痰黏欠暢、胸脇脹滿、脘悶納少、失眠多夢、大便不調等。

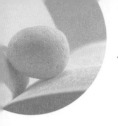

（5）脾虛濕阻型：這類患者常見頭暈失眠、雙目乾澀、少氣懶言、腰酸腿軟、月經不調，並有不思飲食、腹脹便溏，或四肢、肩背等局部疼痛，舌苔白膩，腹部按之柔軟，脈緩或虛。

（6）濕熱阻滯型：這類患者常見頭重如裹、頭暈頭脹、口乾不思飲水、胸脘痞塞、納少厭食、身倦乏力、嗜睡欲臥、腸鳴腹脹、大便溏泄，甚則發熱、心神不寧、恐懼易驚，或感鬱悶悲傷厭世，或煩躁欲狂，舌苔多見黃膩，脈滑。

非處方中成藥抗疲勞

（1）**逍遙丸**：由當歸、白芍、白朮、茯苓、甘草、生薑、薄荷組成。每次6克，每日2次。本品具有疏肝解鬱、健脾和營的作用，適用於疲勞者，症見精疲力竭、失眠、煩躁易怒、唉聲歎氣、鬱鬱寡歡、胸脇脹痛、飲食量少等。

（2）**十全大補丸**：由當歸、白芍、白朮、茯苓、人參、川芎、炙甘草、黃耆、肉桂、生薑、紅棗組成。每次6克，每日2次。本品具有益氣養血、補脾益腎之功效，適用於氣血虧虛之慢性疲勞綜合症，症見腰酸膝軟、面白少華、不思飲食、大便稀溏、容易感冒、頭昏頭暈、心慌寐差等。

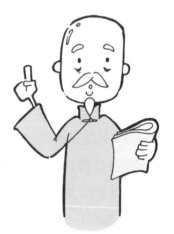

（3）**香砂養胃丸**：由木香、砂仁、人參、白朮、茯苓、炙甘草組成。每次6克，每日2次。本品具有健脾益氣功能，適用於脾胃氣虛之疲勞者，症見食欲不振、飲食量少、大便偏稀、口淡不渴、困乏欲睡、舌苔

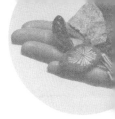

白膩、四肢酸軟無力者。

（4）金匱腎氣丸：由肉桂、附子、熟地黃、山藥、山萸肉、茯苓、澤瀉、丹皮組成。每次6克，每日2次。本品有滋腎壯陽功效，適用於腎陽虧虛之疲勞者，症見乏力神疲、性欲下降、腰酸膝軟、畏寒肢冷。

（5）四磨飲：由人參、檳榔、沉香、烏藥組成。每次1支，每日2次。本品有行氣降逆、寬胸散結功效，適用於肝鬱不暢之慢性疲勞綜合症，症見胸脇脹滿、愁眉苦臉、唉聲歎氣、不思飲食、噯氣頻頻。

小叮嚀

對於不同的人和不同情況，疲勞可以表現在不同的部位上，除全身乏力外，有四肢怠惰、腰腿酸軟、精神不振、視力疲勞、陽痿早洩、反應遲鈍等等，疲勞既可出現在健康的人身上，也是很多疾病中出現的某一個症狀。因此，長久的疲勞既是一些疾患的原因，其本身也可能是某種疾患的一種情況，換言之，疲勞可能蘊藏著某種疾患。

妙招
73 抗疲勞的中藥

中醫認為，人到中年、老年，精氣、神氣漸衰，若能選擇相應的藥物調節精、氣、神，平衡陰陽，加強臟腑氣血功能，就能達到保健、抗疲勞的目的。

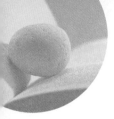

人參

人參性平，味甘、微苦，具有大補元氣、補脾益肺、益氣生津、寧心安神的功效。現代研究顯示，人參對大腦皮質興奮過程和抑制過程均有加強作用，尤其加強興奮過程更為顯著，有抗疲勞作用，能增強人體耐力，提高工作效率。

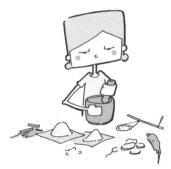

熟地

熟地黃性微溫，味甘，具有滋補腎陰、益養精血等功效。動物實驗證實，地黃有降血糖和保護肝臟的作用。地黃煎劑對風濕性和類風濕性關節炎、哮喘、蕁麻疹等免疫性疾病有與腎上腺皮質激素反應相類似的作用。

黃精

黃精性平，味甘，具有補氣養陰、健脾、潤肺、益腎、強筋骨等功效。現代研究顯示，黃精含黏液質、澱粉和糖分等，對防止肝臟脂肪浸潤有一定作用。對傷寒桿菌、金黃色葡萄球菌、抗酸桿菌及一些常見致病真菌有不同程度的抑制作用。對結核病有顯著療效。

黃耆

黃耆性微溫，味甘，具有補氣升陽、補肺固表、利水消腫、斂瘡生肌等功效。現代研究顯示，黃耆的補氣作用可能與其類性激素作用

和興奮中樞神經系統作用有關。黃耆還有增強體質，調節機能免疫功能，增強抗病能力。單用黃耆需要注意的是：黃耆偏溫，單味久用可耗傷陰液，故陰虛體質，脈細數，舌質降紅者應配伍滋陰藥同用。

枸杞

枸杞性平，味甘，具有滋腎、潤肺、補肝、明目等功效。現代研究顯示，枸杞中所含的維生素P具有增強微血管張力的作用，可用於治療高血壓頭痛、肩部疼痛、手足麻木、蕁麻疹等病症，還可預防動脈硬化，同時對低血壓和貧血也有良好的治療效果。

何首烏

何首烏性微溫，味甘、苦，微澀，具有養血益肝、補腎固精及滋陰潤腸等功效。現代研究顯示，其主要成分為大黃酚、大黃素、大黃酸、大黃素甲醚、脂肪油、澱粉、糖類及卵磷脂等，具有降低血脂、減少膽固醇的吸收、防止動脈硬化、降血糖、強心、減少血栓形成、抗疲勞等作用。

小叮嚀

為了盡快消除疲勞，可適當應用一些藥物。如中藥黃耆、刺五加、參三七等，都有調整中樞神經系統功能、擴張冠狀動脈、補氣壯筋等作用，對消除疲勞有一定效果。蜂王漿、人參、鹿茸等對養血補氣效果較好。

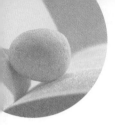
妙招 74 膏方抗疲勞

膏方，又叫膏劑，為中醫八種
劑型之一，是一種具有高級營養滋補
和治療預防綜合作用的成藥。它是在
大型複方湯劑的基礎上，根據人的不
同體質、不同臨床表現而確立不同處

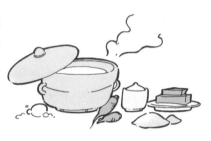

方，經濃煎後摻入某些輔料而製成的一種稠厚狀半流質或凍狀劑型。

膏方能補什麼

（1）**補虛扶弱**：凡氣血不足、五臟虧損、體質虛弱或因外科手
術、產後以及大病、重病、慢性消耗性疾病恢復期出現各種虛弱症
狀，均應冬令進補膏方，能有效促使虛弱者恢復健康，增強體質，改
善生活品質。

（2）**防病治病**：針對患者不同病症開列的膏方確能防病治病，尤
其對於康復期的癌症病人，易反覆感冒的免疫力低下的患者，在冬令
服食扶正膏滋藥，不僅能提高免疫功能，而且能在體內貯存豐富的營
養物質，有助於來年防復發，抗轉移，防感冒，增強抵抗力。

抗疲勞膏滋方

（1）**軀體性疲勞膏滋方**：白參粉30克，炙黃耆400克，黨參400
克，黃精400克，山藥500克，茯苓400克，刺五加400克，絞股藍300
克，紅棗500克，桂圓肉500克，東阿阿膠200克，浮小麥500克，炙甘

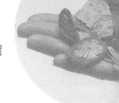

草100克。上藥除白參粉、阿膠之外，餘藥用冷水浸泡2小時，入鍋加水煎煮3次，每次1小時，榨渣取汁，合併濾汁，去沉澱物，加熱濃縮成清膏。阿膠研成粗末，用適量黃酒浸泡，隔水燉烊，沖入清膏中，和勻。加入炒製過的冰糖，待冰糖溶化後調入白參粉，攪勻，再煮片刻即成。每次20～30克（1湯匙），每日2次。

（2）腦部疲勞膏滋方：熟地黃500克，制何首烏500克，桑葚子300克，枸杞300克，山茱萸200克，山藥500克，鹿角膠300克，黑芝麻粉150克，核桃仁粉150克，牛骨髓500克，茯神300克，炙遠志200克，紫河車250克，菟絲子300克，炙甘草500克。上藥除黑芝麻粉、核桃仁粉、鹿角膠、牛骨髓之外，餘藥用冷水浸泡2小時，入鍋加水煎煮3次，每次1小時，榨渣取汁，合併濾汁，去沉澱物，加熱濃縮成清膏。牛骨髓洗淨後入鍋煮成稀糊狀，調入清膏中，和勻。鹿角膠研成粗末，用適量黃酒浸泡，隔水燉烊，沖入清膏中，和勻。加入炒製過的白糖300克，和勻。最後調入黑芝麻粉、核桃仁粉，攪勻，再煮片刻即成。每次20～30克（1湯匙），每日2次。

（3）心理性疲勞膏滋方：柴胡300克，白芍400克，當歸300克，枳殼300克，鬱金300克，金橘葉500克，山藥300克，陳佛手200克，青皮200克，太子參250克，陳皮200克，玫瑰花50克，綠梅花50克，茯神200克，柏子仁200克，玉竹300克，蓮心100克，炙甘草30克。將玫瑰花、綠梅花、蓮心研成細末備用。餘藥用冷水浸泡2小時，入鍋加水煎煮3次，每次30分鐘，榨渣取汁，合併濾汁，去沉澱物，加熱濃縮成清膏。加入炒製後的冰糖300克，待冰糖溶化後，調入玫瑰花粉、綠梅花粉、蓮心粉，再煮片刻即成。每次各20～30克（1湯匙），每日2次。

小叮嚀

　　膏方具有補虛和治病兩大特點。一些春夏易發之病，如哮喘等，如果能在冬季將身體調養好，就不易發作，正所謂「正氣內存，邪不可干」。民間素有冬令進補的習慣，有道是「三九補一冬，來年少病痛」，「冬令進補，來春打虎」。從現代醫學角度來看，冬天氣溫低，熱量耗散多，胃腸道功能相對較其他季節強，生理機能的旺盛有利於營養物質的吸收利用，可以更多地轉化為自身物質。人體在冬季新陳代謝速度減慢，此時適當補養，可調解和改善人體各器官的生理功能，增強抵抗力，達到防病治病的作用。

妙招 75 按摩抗疲勞妙招

　　按摩即是由體外施以刺激，解除肌肉的酸痛、硬塊，改善循環的方法。此外，按摩也有安定精神的重要作用，對勞累，以及緊張所致的肩酸、肩凝、腰痛等不適症狀有顯著療效，並提神醒腦。

按摩抗疲勞

　　（1）**預備**：挺胸抬首，兩手托於頸後，十指交叉，挺胸展臂，頭用力後仰，同時深吸氣，如此反覆進行7次。

　　（2）**擰大椎，擦頸項**：先用一手的拇指與食指、中指捏起大椎穴處的皮膚，捏擰7次，再以手掌快速橫向搓擦頸項後側數十次，以透熱

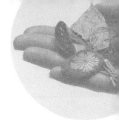
為度。

（3）推肩摩背深呼吸：兩手分別放於同側肩上頸部兩側，掌心向下，然後在深吸氣的同時，以雙手用力伸向後背並緩緩挺胸，頭略後仰，隨後手指關節微屈，以四指指腹螺紋面，附於脊椎兩側的心俞、神堂俞或厥陰俞、膏肓穴處，邊呼吸邊向上、向前推抹，經肺俞、肩井、缺盆、氣戶等穴直至胸前乳中穴，手法動作應與呼吸緊密協調，反覆推抹，伴隨7次深呼吸。

（4）推按胸腹深呼吸：雙掌緊貼前胸，指尖相對，邊呼吸，邊向下推按至小腹，提掌時吸氣，吸氣要深，呼吸要慢，反覆推按7次。

（5）按揉關元、神闕穴：正坐，口唇微閉，舌抵上齶，調勻呼吸，兩掌放在腹部，大魚際對神闕穴，小魚際對關元穴，順時針按揉64下，同時將意念專注於神闕、關元部位，本法有助中氣、壯精神的作用。

（6）舒展四肢：仰靠在椅背上，兩腿抬起，盡量伸直，兩臂向上，向後伸展，挺胸深吸氣持續8秒鐘後放鬆，恢復自然坐姿，如此反覆4遍。

（7）搓揉腰部：兩手握拳，以拳眼及虎口部搓擦兩側腰部片刻。

（8）指叩頭部：以兩手四指指端叩擊頭頂半分鐘左右。

（9）浴面深呼吸：坐位，搓熱雙掌，沿兩側面部向上推擦，同時深吸氣，擦至頭頂，重壓一下，再向下擦，同時呼氣，並出聲如打哈欠狀，如此反覆推擦7次。

上述方法可依序操作，也可根據疲勞的不同狀況，選用其中的幾種。可自我按摩，亦可請別人幫助按摩。

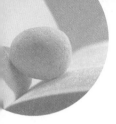

按摩消除精神緊張性疲勞

（1）**腹部及背部的按摩**：按摩腹部及背部等面積較大部位時，通常用手掌緊密貼著按摩部位進行按摩。按摩腹部時兩手重疊一起，以臍部為中心，如圓圈狀將手移動為佳。背部按摩時要請別人操作，施術者將兩手對稱狀置於腰上部，向肩部滑動，至肩部之後不再用力將兩手返回腰部，再進行上述手的移動……反覆數次。也有手不向肩部滑動，而在該處如畫圈狀移動，此法亦頗有效。

（2）**手及腱的按摩法**：前臂、小腿前側或側面等面積較大處的按摩時要使用手掌，手掌與皮膚密貼等方法同上述的腹部及背部的按摩法。手指、腳趾等小部位要使用拇指與食指夾持進行按摩。

（3）**叩擊按摩法**：其中之一是輕握拳叩擊法，即輕握拳以手腕輕叩擊。要點是拇指與其他四指稍離開，讓拇指承受叩擊的反作用力。另一法為手掌伸開叩擊的方法。此時要使手腕放鬆，似乎手掌是自然落到按摩部位的。

對於精神緊張引起的疲勞的治療絕對禁止用過度的刺激，要以感到舒適的力量，給予有節奏的刺激。

小叮嚀

按摩是消除疲勞的重要方式，其中人工按摩是最受歡迎的消除疲勞方法，但因人力所限，不能滿足需要，現已發展出各種代替人力按摩的方法，如機械按摩，有按摩椅、帶式按摩機、按摩床、滾輪放鬆器及小型按摩器械等。

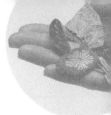

妙招 76 消除疲勞的簡易穴位指壓法

指壓是用手指沿著經絡壓迫穴位的治療方法。指壓與按摩不同，它沒有柔軟的移動，同時還利用壓迫或牽拉手、腳、背等的技術。指壓實施者沿著經絡或能量線給數百個穴位施加壓力。為了增加壓力力道，還可用手掌、拇指、指關節，肘、膝蓋指壓。

太陽穴

太陽穴位於眉梢與目外眥之間向後約1寸處凹陷中。用拇指，或食指，或中指，以其指端按壓太陽穴，逐漸用力，深壓並撚動。亦可用大魚際或掌根放在太陽穴上，加壓並做揉動。本穴按摩可兩側同時進行，按摩後可配合掌擦法，以手掌來回摩擦整個面部。這樣，往往會有十分舒適的感覺。具有醒腦提神的功效，可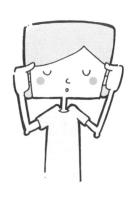減輕腦部疲勞及眼睛疲勞，還有助於治療急慢性頭痛、中暑頭昏等。

神門穴

神門穴在腕橫紋尺端，尺側腕屈肌腱的橈側凹陷中；下有尺動脈通過。用拇指指端放在神門穴，一掐一提，連做數次，再輕柔緩和地揉動，畢後，以兩手掌互相摩擦，邊轉動兩手腕，則效果更好。具有寧心安神的功效，可用於心動過速、心律失常等；具有提神醒腦的功效，可用於消除腦部的疲勞。

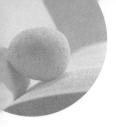

命門、腎俞穴

腰上的命門、腎俞穴有強壯健身作用。命門穴在第二腰椎棘突下，其穴向兩側旁開1.5寸即為腎俞穴。先用食指，或中指指端逐一按壓命門和兩側腎俞穴，由輕而重，深壓撚動，再輕柔和緩地揉動；再用手掌，或大魚際對準穴位，分別有節奏地輕輕地拍打數下，畢後以手掌，或大魚際在穴位處上下來回擦動18次。具有補腎健身的功效，可用於腎虛體弱所致的腰膝酸軟、畏寒肢冷、陽痿遺精、小便頻數、大便溏瀉等；具有強腰健骨的功效，可用於勞損不足、腰酸頭昏、四肢無力、耳鳴耳聾等，還可防治一些婦女病，如女子月經失調、盆腔炎、白帶增多等。

足三里穴

足三里是強壯身體的要穴，經常按摩足三里，具有健補後天之本——脾胃的功效。屈膝時找到髕骨下緣，髕韌帶外側凹陷中（外膝眼），再向下3寸，在脛骨前脊外一橫指處即是足三里。將拇指或食指指端按壓在足三里穴上，逐漸用力，深壓撚動。可以不斷地變換手法：以指掌輕柔緩和地擺動；或下掐上提，一掐一提，反覆為之；或以一指禪推法，左右擺動。具有調節脾胃的功效，能防治各種消化道疾病，有增強胃腸的消化吸收，開胃進食，使氣血健旺，人體抵抗力增強。能強筋健骨，防治肌肉萎縮、肢體酸軟等症。

關元穴

關元穴亦名為丹田，在臍孔下3寸。用手指在關元穴按、揉、點

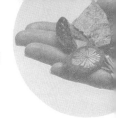

後，再配合摩擦法，用掌根按在關元穴，並以此為中心摩動整個腹部，按順時針方向摩動36次，再逆時針方向摩動36次。具有強壯補虛的功效，可用於各種慢性病及平素體質虛弱的補益強壯；具有補腎壯陽的功效，可用於腎陽不足所致的陽痿、遺精、遺尿、泄瀉、腹痛、脫肛及婦女月經不調、宮寒不孕、白帶量多等症。

三陰交穴

脾經、肝經、腎經的交會穴，即一穴交三陰經，故能統治三陰經的病證，有著健脾、補肝、益腎的功效。三陰交在內踝高點上3寸，脛骨內側面後緣。用拇指指端按在三陰交穴處，逐漸用力，深壓撚動；再施以掐法，一掐一提，反覆為之；繼用指腹輕柔緩和地揉動。具有健脾益氣的功效，可用於脾胃虛弱、脘腹脹滿、不思飲食、四肢困重、腸鳴便溏；具有補肝養血的功效，可用於頭暈目眩、心悸不寧、失眠多夢、善忘、肢體麻木；具有益腎健身的功效，可用於腰膝酸軟、陽痿早洩、遺尿或排尿困難、婦女月經不調、子宮脫垂、不孕症等。

小叮嚀

指壓為預防性的治療方式而且非常安全。它不僅有顯著醫療效果，而且具有維持健康和精力，提高活力和增強氣脈流通的作用。

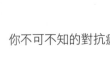

妙招 77 自我按摩抗疲勞

按摩是從經絡、穴位入手，由醫師為患者按摩，也可由家人之間互相按摩或自行按摩。按摩簡便易行、安全可靠、行之有效，是一種透過用不同手法刺激身體的局部，而達到舒筋活血，鬆弛肌肉的緊張，調節人體新陳代謝作用的保健養生方法。

腦力勞動者的自我按摩

腦力勞動者學會下述自我按摩，有助於預防腦部疲勞：

（1）**按揉太陽穴**：用拇指肚按住眉毛到耳朵之間最凹陷的地方，前後左右移動，試探著按壓，感到最疼痛的地方就是太陽穴。取坐姿，脊柱挺直，臀部微突，安靜平和，做兩次腹式呼吸。然後以兩手拇指或中指、食指肚按壓在兩側太陽穴上，用點按法或指摩法先順時針方向按揉20次，再逆時針方向按揉20次。

（2）**按揉印堂穴**：用拇指或中指、食指肚貼於兩眉中間的印堂穴上，以點按法環形按摩20次，左右手交替進行。

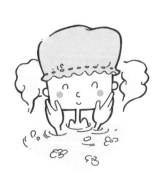

（3）**點按攢竹穴**：屈肘置桌位，兩手半握拳，拇指伸開，以拇指端附著在眉頭下緣攢竹穴。然後兩拇指逐漸用力向眶下緣頂壓，待穴位周圍至眼區有酸脹得氣感時，行氣約1分鐘。

（4）**按摩天柱、風池穴**：在後頸的頸窩外側的髮際處，有左右天柱穴。再稍微向

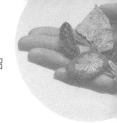

上一點，又有左右風池穴。將雙手指交合起來，連同掌部一起放在腦後處，用拇指的第一關節均勻地上下輕揉這兩個穴。按摩時要抬起下巴，腦袋後仰，效果才會明顯。每按摩5秒鐘，稍間歇一下，如此反覆5～10次。

（5）**按揉百會穴**：食指按於百會穴，先順時針方向按揉20次，再逆時針方向按揉20次。

（6）**按摩勞宮穴**：先以右手拇指指腹按壓於左手勞宮穴上，意想勞宮穴發熱為止；再換左手按摩。

（7）**手指梳頭**：雙手掌心相對快速摩擦至手心熱到極點，兩掌心按前額，五指分開，微彎手指，沿足太陽膀胱經，由前髮際往後髮際梳髮按摩20次。

（8）**摩面擦耳**：兩手如浴面狀，掌面緊貼在同側面部，上下往返擦動，至面部出現熱感後止（約10～15次）。

（9）**掩耳彈腦**：用兩手掌心緊按住兩耳，餘指置於腦後，兩手食指肚置於中指背上，輕輕彈敲後頭枕部約20餘次，然後緊貼住後頭枕骨部不動，掌心驟然離開耳孔，放開時耳內出現響聲，如此連續開閉放響約10次。

以上按摩，在感到疲勞時可隨時做，自我按摩後自會覺得頭腦清醒、耳聰目明，從而消除腦部疲勞，振作精神，增強記憶力。

小叮嚀

　　自我按摩簡便易學，易於操作，無副作用。不受時間、地點的限制。

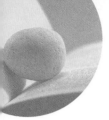

妙招 78 消除視覺疲勞的按摩術

視覺疲勞是目前眼科常見的一種疾病，患者的症狀多種多樣，常見的有近距離工作不能持久，出現眼及眼眶周圍疼痛、視物模糊、眼睛乾澀、流淚等，嚴重者頭痛、噁心、眩暈。它不是獨立的疾病，而是由於各種原因引起的一組疲勞綜合症。透過自我按摩眼部周圍的穴位和皮膚肌肉，增強眼部血液循環，產生保護眼睛、增強視覺功能的作用。

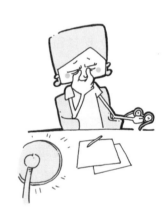

自我推拿消除視覺疲勞

（1）靜坐望遠。靜坐可以使眼睛充分休息，更快消除視覺疲勞；望遠可使眼的調節功能放鬆。

（2）閉目。使眼球的調節完全處於休息狀態，默唸4個八拍。

（3）雙拇指置於太陽穴，食指及其他指微彎，用食指側分別從內至外刮上眼眶及眉毛30次，再用食指側面刮下眼眶30次。

（4）用雙食指指腹在攢竹穴順時針、逆時針方向輕柔交替旋轉揉撚30次。

（5）用雙手拇指揉撚天牖穴20次。

（6）用右手拇指、食指捏揉睛明穴30次。

（7）雙手拇指按在耳垂下方，半握拳用食指尖腹面順時針、逆時

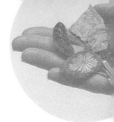
針方向旋轉撚揉四白穴30次。

（8）雙手拇指按壓在耳垂下方，半握拳，雙手食指順時針、逆時針方向揉撚太陽穴30次。

（9）用雙手拇指、食指按揉耳垂眼穴20次。

操作時注意力要集中，全身肌肉放鬆，呼吸要自然，按壓穴位要正確，手法要緩慢，旋轉幅度不宜過大，由輕到重，速度要均勻，以感到酸脹、略痛為宜。

小叮嚀

由於近距離用眼和高強度用眼，睫狀肌長時間持續收縮，致使眼睛出現視覺疲勞，就會發生假性近視，如果不及早治療，得不到緩解和調整，就容易導致睫狀肌痙攣，從而擠壓眼內微血管，導致微循環障礙，最終成為近視。視覺疲勞會使眼睛近視、眼球乾澀、腫脹充血、畏光流淚、頭痛眩暈、黑眼圈，甚至失眠、眼花，所以必須十分重視。可以透過補充維生素、多吃蔬菜水果、增加戶外運動和登高望遠來改善眼睛疲勞的程度。

妙招 79 看電視疲勞了，可以做按摩

晚飯過後，很多人都會花上幾個小時來看電視。時間一長，各種健康問題就出來了，最直接的感覺是脖子也痛，腰也痛。其實，如能在看電視的間歇做一做自我保健按摩，只需數分鐘即可迅速解除疲勞。

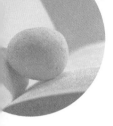

自我按摩

（1）用雙手2～5指指腹從臉部中央向兩側擦抹，分上、中、下3個層次由輕到重抹1分鐘左右，有清腦明目作用。

（2）閉口後用雙手中指與無名指由內向外，以適當的壓力，極緩慢的速度壓抹眼球數次。次數的多少由壓力大小、自感舒適程度決定，有明目作用。

（3）用兩手中指和無名指指腹由內向外沿眉弓抹1分鐘。可改善血液循環、強眉、明目、清腦。

（4）用食指和中指在耳周揉搓和推擦1分鐘，能提高聽力，防止各種耳疾。

（5）兩手手指併攏，從上到下依序推揉頸項部肌肉，手法從輕慢慢加重。可解除頸項部肌肉的疲勞。

（6）雙手十指插夾置於項部，用雙掌根先輕鬆抵住頸後部，使頸部做前屈、後伸、左右側屈和旋轉活動數次，有鬆弛頸肌的作用。

（7）一肩不動，另一肩盡量向前移動，左右交替進行數次解除肩胛周圍和背部肌肉疲勞作用。

（8）雙手握拳，用掌的橈側面依序叩擊腰部1分鐘。有解除腰部肌肉疲勞的作用。

（9）雙手虛拳，坐位，依序叩擊大腿，從輕到重，有疏經活血作用。

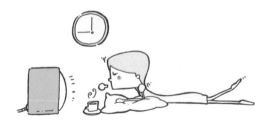

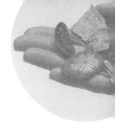

點穴指壓

（1）用拇指、食指或中指端點揉雙側太陽穴，可將刺激點向前、上、後三個方向擴大點揉範圍。有清腦醒神、健腦止痛的作用。

（2）用拇指、食指或中指端點壓睛明穴，有明目作用。

（3）用拇指、食指或中指端點壓魚腰穴，有明目作用。

（4）用拇指、食指或中指端點壓絲竹空穴，有明目作用。

（5）用拇指、食指或中指端點壓四白穴，有明目作用。

（6）用拇指端按壓或按揉風池穴，有祛風止痛、醒腦提神的作用。

（7）用拇指端對準合谷穴慢慢加壓按壓，對面部所有疾病都有治療作用，對消除腦、眼疲勞也有明顯的效果。

小叮嚀

看電視疲勞了，可以做做下列小動作：①手部活動：我們平時手部屈肌用得多，也就是前臂的正面經常用力，但手部伸肌卻用得少。有一個簡單的鍛鍊方法是，大家把手放在沙發扶手上，看電視時，用手指的背面不停地在上面做「彈鋼琴」的動作。②抱住頭部：坐在沙發上，手舉起來，從後抱住頭部。眼睛看電視，頭使勁往後仰，手往前拉，隔個10分鐘就可以做做這個動作，不過需要注意一點：鬆手的時候要慢，不要一下子把手放開。③手托字典：專家建議可以在看電視時每隔半小時舉一本字典，持續一兩分鐘，到肩膀很酸的時候放下來，然後休息、活動一下，一分鐘後繼續做這個動作，這樣做三輪就可以了。

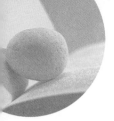

妙招 80 腰酸背痛的按摩治療

流行病學調查結果顯示，慢性腰背痛與一些易引起腰背肌疲勞的工作（長時間的固定工作姿勢、重體力勞動等）有明顯的相關性，這表示腰背肌長時間疲勞是腰背痛發生的高危險因素。對於疲勞引起的腰背痛可以採取按摩治療。

按摩四個穴

（1）按揉委中穴：位於人體的膕橫紋中點，當股二頭肌腱與半腱肌肌腱的中間。用兩手拇指端按壓兩側委中穴，力道以稍感酸痛為宜，一壓一鬆為1次，做50次；兩手握空拳，用拳背有節奏地叩擊委中穴，做50次。

（2）按揉肩井穴：位於肩上，前直乳中，大椎與肩峰端連線的中點，即乳頭正上方與肩線交接處。用兩手拇指指腹分別揉按對側肩井穴，有酸脹感為宜，按摩50次。

（3）按揉肩貞穴：在肩關節後下方，臂內收時，腋後紋頭上1寸。兩手拇指指腹分別按揉對側肩貞穴，有酸脹感為宜，按摩50次。

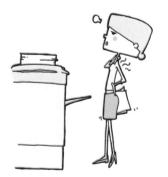

（4）按揉列缺穴：在前臂橈側緣，橈骨莖突上方，腕橫紋上1.5寸，當肱橈肌與拇長展肌腱之間。用兩手拇指指腹分別按揉對側列缺穴，有酸脹感為宜，按摩50次。

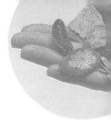

按摩腰眼穴

　　按摩腰眼穴是防治腰背痛的一個不錯的方法。腰眼穴位於背部第三椎棘突左右各開3～4寸的凹陷處。腰眼穴居「帶脈」（環繞腰部的經脈）之中，可採用以下方法按摩：①兩手對搓至發熱後，緊按腰眼處，稍停片刻，然後用力向下搓到尾閭部位（長強穴）。每次50～100遍，每天早晚各做1次。②兩手輕握拳，用拳眼或拳背旋轉按摩腰眼處，每次5分鐘左右。搓腰眼還能產生聰耳明目、固精益腎和延年益壽的作用。

小叮嚀

　　長時間保持同一坐姿或站姿之後，應放鬆腰部，或伸展腰肢。適度變換頸部的姿勢，最好每工作1小時休息幾分鐘。過於肥胖者，應該適當減肥以減少腰部的負擔。不宜選用過軟的床墊，較硬的床墊對腰部有益。同時，盡量不要俯臥，否則對腰部不利。提著重物時，盡量貼近身邊。彎腰或扭腰時要盡量小心，或是避免盡量彎腰或扭腰。長期身心勞累也是腰背痛的誘因，因此預防之道也包括在工餘的時候盡量放鬆自己。

妙招 81 運動疲勞的按摩治療

　　參加體能活動以及運動訓練和比賽，到一定程度的時候，人體

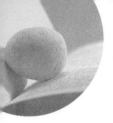

就會產生工作能力暫時降低的現象，這種現象稱為運動疲勞。運動性應激的負效應可能是導致運動性疲勞發生的根本原因。如代謝基質的耗竭、代謝產物的堆積、代謝環境的改變等。體能活動後身體會產生一定的疲勞感，這主要表現在三個方面：一是肌肉疲勞：肌肉力量下降，收縮速度放慢，肌肉出現僵硬、腫脹和疼痛，動作慢、不協調。二是神經疲勞：反應遲鈍，判斷錯誤，注意力不集中。三是內臟疲勞：呼吸變淺、變快，心跳加快等。運動疲勞可以採取按摩治療。

按摩消除疲勞的作用

按摩是消除運動疲勞的有效方法。負擔量最大的部位，應是按摩的重點，肌肉部位以揉捏為主，交替使用按壓、抖動、叩打等手法，在肌肉發達的部位可用肘頂、腳踩。關節部位不僅是運動的著力點，也是運動的樞紐。應全面進行，以擦摩為主，穿插使用按壓、搓和遠拉。按摩應先全身後局部，全身性按摩一般取俯臥位。根據專項不同，如某部位運動負擔過重，需重點按摩，應在全身按摩之後再進行。在按摩肢體時，先按摩大肌肉群後按摩小肌肉群。如按摩下肢，先按摩大腿肌肉後按摩小腿肌肉，以提高肌肉韌帶的工作能力，加速疲勞時的肌僵硬緊縮和酸脹痛的代謝產物的排除，改善血液循環和心臟收縮功能。

消除運動疲勞按摩手法

（1）推摩：四指併攏，與拇指分開，放在被按摩的皮膚上，用手掌有節奏地向前推動，由輕到重。推摩多用於四肢、腰部、背部和腹部。按摩的開始與結束，可運用這種手法。

（2）**揉捏**：拇指與其他四指成鉗形，捏著肌肉輕微上提，向前做旋轉揉動，手指與手掌同時用力，柔和地擠壓，但不應使被按摩者有痛感。這種手法多用於四肢與臀部肌肉。

（3）**按壓**：用手掌和掌根壓在按摩部位上，按壓依序停留五至六秒鐘，再按壓一次；用力要緩和，不應有突然的動作。這種手法多用於大腿、背部、腰部、腕關節與踝關節。

按摩消除運動後疲勞

運動後消除疲勞的按摩，又稱為恢復按摩，其目的就是透過按摩改善血液循環，改善肌肉的營養，幫助消除疲勞，恢復體力。按摩部位根據運動項目不同和疲勞程度不同而異，一般以運動負擔最重的部位為主，同時要進行全身性按摩。

（1）**俯臥位全身按摩**：①揉捏頸肩部。②自上而下掌推腰背部10次。③雙手拇指自上而下按揉腰背部督脈及膀胱經穴。④滾腰背部脊柱兩側10餘次。⑤雙手拿捏雙下肢後側肌肉10餘次。⑥點按承扶、委中、承山穴。⑦掌叩腰背及兩下肢，自上而下，再由下而上，往返5次。

（2）**仰臥位全身按摩**：①分推胸脅部10次。②拿捏大小腿前股四頭肌10次。③按揉髕骨周圍10次。④推大小腿前側各10次。⑤按揉並推擦湧泉1分鐘。⑥牽抖下肢10～20秒鐘。

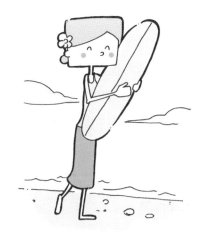

（3）**坐位全身按摩**：①擦搓揉兩臂。由肩至腕10次。②搖肩10次，並牽

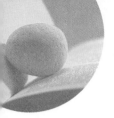

抖上肢。③分推前額10次。並按揉太陽穴。④按摩眼眶10次，乾洗臉5次。

小叮嚀

消除運動疲勞的途徑：①用各種方法使肌肉放鬆，改善肌肉血液循環，加速代謝產物排出及營養物質的補充。如整理活動、水浴、蒸汽浴、桑拿浴、理療、按摩等。②透過調節神經系統機能狀態來消除疲勞。如睡眠、氣功、心理恢復、放鬆練習、音樂療法等。③透過補充機體在運動中大量失去的物質，促進疲勞的消除。如吸氧、補充營養物質及利用某些中藥來調節身體機能等。

妙招 82 走累了如何按摩治療

走累了，可以充分放鬆來消除疲勞。按摩的部位應根據運動的情況和疲勞的程度而定，當戶外愛好者背負的重量較大時，應對肩部、背部、大小腿及臀部進行按摩，當出現極度疲勞時應進行全身按摩。全身按摩一般在晚上休息前進行，時間一般是30～60分鐘，肌肉疲勞嚴重的部位可以適當延長按摩的時間。按摩的順序一般是從肩部開始，然後是背部、臀部、大腿、小腿，最後是上肢，必要時可以進行頭部按摩。

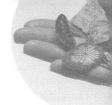

不同部位的按摩

下肢的按摩比較複雜，也是戶外愛好者最容易疲勞的部位。下肢有關節，還有肌肉較豐厚的大腿和臀部。所用按摩手法較多，足部和關節的按摩手法主要是以揉、推、搓、運拉為主。

大腿可以用揉、叩打、踩壓、抖動等刺激較大的按摩手法。小腿運用揉捏、搓、叩打、抖動、推等手法較好。臀部運用踩壓方法效果更好，並輔助揉、叩打和按壓等手法。上肢按摩主要是以搓、推、擦摩和揉為主。肘關節主要運用推、揉和運拉為主。小臂主要運用推、揉、按壓和搓的手法。手指關節運用擦摩、揉和運拉的手法。肩部的按摩多採用揉捏和叩打的手法。在做完上肢的按摩後最好握著手指做幾下整個上肢的抖動，這樣按摩的效果更好。在做運拉和抖動時注意力道的掌握，關節要控制在生理範圍內。背部和腰部都是肌肉比較多的部位，因此可以運用推、擦摩、揉、按壓、叩打和提皮等手法。先進行摩擦，然後運用揉和叩打、按壓等手法，最後做一個從腰部到背部的提皮結束，效果更佳。

頸部肌肉較少，按摩時主要以推、揉捏、叩打和運拉為主，初學按摩者禁止對頸部採用運拉，以免扭傷。在進行頸部按摩時，被按摩者採取坐姿，按摩者在後方進行按摩。

遠足後的按摩

長時間走路會引起足部疲勞，表現為腳背、腳心及小腿後側酸痛，沉脹不適。運用足部運動療法可以有效地緩解疲勞，增強肌力。

（1）坐位：①內翻撥地：足呈內翻位，用外側緣觸地，向內力撥

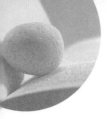

動。②趾、踝屈伸：先做足趾屈曲、踝關節蹠屈伸（即繃腳尖），再足趾伸展。踝關節背屈（即勾腳尖），連續交替進行10～20次。③足趾屈伸：足跟接觸地面，踝關節保持背屈位，足趾做屈伸運動10～20次。④足趾鉗夾：用單足足趾將鉛筆頭、玻璃球、布塊、小棍子等夾起來，並放入容器中。⑤足掌鉗夾：兩足彎曲，用腳掌鉗夾乒乓球、小皮球等，並反覆揉動。

（2）立位：①弓足背：兩足呈輕度內八字，身體稍前傾，使重心落在足趾上，弓起足背1～2秒鐘後放鬆，重複10～20次。然後弓起足

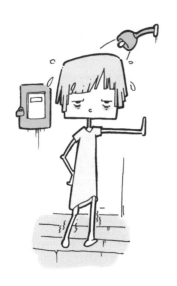

背，維持至稍感疲勞，放鬆休息片刻，重複2～3次。②足內翻：準備姿勢同上。兩足內翻以足掌外緣觸地，1～2秒鐘後放鬆，重複10～20次。然後在足內翻位維持至稍感疲勞，放鬆休息片刻後，重複2～3次。③提跟掌：準備姿勢同上。足跟及足掌稍離地面，1～2秒鐘後放下，重複10～20次。提起後維持至稍感疲勞，重複2～3次。④特殊步行：包括用足前掌、足外側緣、屈趾狀態下用足外側緣以及在三角斜板上步行。

小叮嚀

　　按摩者和被按摩者的體位和姿勢必須正確，並使被按摩者肌肉放鬆，採用正確的按摩方法，這樣才能達到事半功倍的效果。按摩的力道要正確，一般來說是由輕到重，再由重到輕至結束，

速度應由慢到快，再由快到慢至結束。因每個個體的差異較大，按摩時力道和節奏要因人而異。做關節放鬆時，一定要控制在生理活動範圍以內。如出現急性閉合性軟組織損傷，1～2天內不能進行按摩，骨折和關節脫位以及婦女月經期間都不宜做按摩。運用踩壓的方法時，被踩者最好不要躺在充氣防潮墊上，躺在充氣墊上身體會隨著踩壓向下沉，達不到踩壓效果。踩壓者要有一個穩固的支撐點，這樣可更好地控制力道，避免不必要的受傷。

妙招
83 旅行疲勞的按摩治療

許多人旅遊回來，總感到很累，工作也沒有精神，很難一下子投入到工作中，做什麼事都無精打采。這是旅遊後疲勞的表現。

旅行途中的按摩

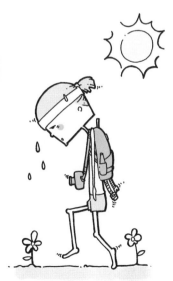

旅行途中，腿腳處於極度疲勞之中。稍有不慎就會出現小腿抽筋。此時，適當按摩能很快緩解痙攣。

改臥為坐，伸直抽筋的腿，用手緊握前腳掌，向外側旋轉抽筋那條腿的踝關節。旋轉時動作要連貫，一口氣轉完一周，中間不能停頓。旋轉時，如是左腿，

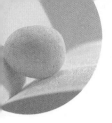

按逆時針方向；如是右腿，按順時針方向。需注意的是，旋轉時足向外側扳，緊跟著折向大腿方向，尤其要用力，腳掌上蹺到最大限度。

按壓腓腸肌頭神經根。小腿抽筋時，用大拇指摸索膝蓋後窩兩邊硬而突起的肌肉的主根，然後用強力對此處按壓。興奮的神經就會鎮靜下來，抽筋停止，劇痛消失。此外，將生薑搗爛，連渣帶汁一起塗擦小腿肚，然後充分按摩，效果也十分理想。

點穴指壓

外出旅遊的人都會有腰酸腿痛的感覺，這時按揉小腿後面的承山穴和外踝後方的崑崙穴，可幫助消除腰背的疼痛。承山穴和崑崙穴是專門治療腰背疼痛的穴位，進行正確的按摩，就能很好地解除腰背的酸痛。承山穴位於小腿後方的正中間，由上方肌肉豐厚處向下滑移，至肌肉較平處即是，用手指按住此穴，持續1～2分鐘，或揉此穴5分鐘亦可。崑崙穴位於外踝後的凹陷處，向後面的大筋撥動1～2分鐘。這兩個穴位按起來都會覺得比較酸痛，但按摩後卻會感覺很輕鬆。

配合艾灸或按摩百會穴（頭頂正中凹陷），揉風池穴（在頸項後兩側大筋兩旁的凹陷中）和掐按中指末端的中沖穴，可幫助你在較短的時間裡恢復精神。

按摩風池穴，每天10分鐘，對腦部、頸部的疲勞恢復非常有益，方法是：按住風池穴半分鐘到1分鐘，然後緩慢地按揉此處。按摩中沖穴可排解體內的鬱氣，使氣血暢通，是消除頭腦昏沉很好的輔助方法，可不拘時間，隨時操作。

此外，用熱水泡腳，搓足心的湧泉穴，也是值得推薦的消除疲勞的好方法。

旅遊回來，可以適當清補，如西洋參、百合等。適當吃些高蛋白質的食物，如牛奶、雞蛋和豆類等，可消除出遊回來的不適。此外，食譜搭配應以溫軟易消化、清淡有營養的食物為主，適當多吃些新鮮瓜果、蔬菜及魚、蝦、瘦肉、豆製品等，還可經常吃些藕粉、蓮子粥、荷葉粥等，少吃油條、燒餅、肥肉等食物，尤其忌食生冷食物，如冷飲、涼粉、冷菜等，以免損傷脾胃，誘發疾病。有些人旅遊回到家裡怎麼都無法入睡，可能是不習慣或時差等原因。此時，入睡前可以看看輕鬆休閒的圖書，聽聽音樂。上床前調整、檢查一下寢具，有助於睡眠。

妙招 84 熬夜疲勞的按摩治療

　　越來越多的上班族處於亞健康狀態。除了平日裡的工作壓力之外，熬夜也是導致精神疲勞的一個重要因素。

點穴按摩

（1）用指尖蘸按摩油在臉上畫圈，然後塗滿整個臉部。

（2）用雙手的指腹輕輕按壓眉骨處，重複此動作。

（3）將中指指尖放在眉梢上方，沿眉毛往外按壓。

（4）用指腹以向後畫圈的方式，輕輕按摩太陽穴。

（5）將大拇指放在顴骨靠近鼻子處，向耳朵方向輕推。

（6）雙手握拳，用手指的第2個指關節輕按臉頰下方。

（7）用掌心輕輕拍打上半部的臉頰。

（8）將指腹放在上嘴唇，輕輕由外向內推並重複數次。

（9）輕拍頸部，然後以畫圈的方式輕拍全臉。

自我按摩

（1）取坐位，兩肘支於桌面，略低頭，兩手半握拳，食指橈側放於頭維穴處，兩手拇指指腹部交替自印堂穴推至前額髮際處，可消除疲勞，清除煩悶，通經活絡。

（2）取坐位，兩肘支於桌面，略低頭，兩手半握拳，拇指指腹按於兩側太陽穴，以屈曲的食指外側面由攢竹穴到絲竹空穴進行刮法，勻速用力，有鎮靜明目和消除精神疲勞的作用。

（3）雙手五指略併攏，放於左右面頰，自下而上，旋轉往返撫摩推運，以雙手手指的指腹與掌心著力，形如雙手洗臉，以面部感覺微熱為宜。此法可行氣活血，通經活絡，消除疲勞。

（4）取坐位，兩手十指交叉放於頸項處，以兩手手掌相對用力，拿捏頸項肌肉，有舒筋活血和解除頸肩疲勞的作用。

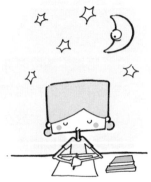

（5）取站立位，兩手後背，掌側放於兩側腰部，以掌根和四指指腹著力，從第一腰椎至骶尾部，往復上下推擦，以發熱為宜，著力要深沉，均勻和緩，持續連貫，切忌輕搓皮膚。有消除腰部肌肉疲勞，強腰壯骨，溫補腎陽的作用。

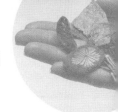

（6）取坐位，一側小腿的足踝放於另一側的大腿上，以同側手拿揉腓腸肌，另一側手扶住受按摩腿，兩側交替進行，此法能疏筋活絡，行氣活血，消除疲勞。以上每種方法操作2分鐘。

小叮嚀

　　熬夜加班，也要有技巧，才能依然身體硬朗。否則，鐵打的身體也受不了日夜的操勞。因此，如果您熬夜加班，千萬記住：①不要吃泡麵來填飽肚子，以免火氣太大。最好盡量以水果、麵包、清粥小菜來充饑。②開始熬夜前，來一顆複合維生素B。B群維生素能夠解除疲勞，增強人體抗壓力。③提神飲料最好以綠茶為主，可以提神，又可以消除體內多餘的自由基，讓您神清氣爽。但是胃腸不好的人，最好改喝枸杞泡水的茶，可以解壓，還可以明目。④熬夜前千萬記得卸妝，或是先把臉洗乾淨，以免厚厚的粉底或油漬，在熬夜的煎熬下，引發滿臉青春痘。⑤熬夜之後，第二天中午時千萬記得睡個午覺。

妙招 85 考試疲勞的按摩治療

　　臨近考試，考生的功課相對繁重些，每天記、背、看，過度用腦使腦組織中代謝「垃圾」堆積，腦細胞組織發生輕微中毒，出現頭痛、頭昏症狀，加劇了大腦對氧的需求。代謝「垃圾」不能及時清除，導致大腦微循環不暢，清除速度減慢，供氧不足，大腦進入困乏

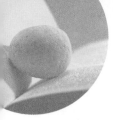

狀態。

1分鐘消除疲勞

現代人生活節奏快，競爭壓力大，不少人因缺乏時間而不能經常固定進行體能鍛鍊，每天的活動量相對較少。為了解決這個問題，人們創造了速成鍛鍊法，也稱1分鐘鍛鍊法。這種方法是由日本醫學專家編制的，主要是用按摩和體操的方式促進全身血液循環，調整神經細胞活動的協調性，放鬆肌肉，從而消除疲勞。鍛鍊時，雙腳分開與肩同寬，腰背部伸直，眼看前方遠處，兩臂伸直，緩慢從體側上舉，保持3秒鐘放下，反覆做4次。雙腳分開與肩同寬，兩手伸至頭頂相交叉，掌心向上，兩臂伸直，然後腳跟抬起，膝關節彎曲並外展，保持2～4秒鐘後，腳跟著地，站起還原。如此反覆做4次。

自我按摩

按摩手法作用於人體體表的特定部位，可以調節機體的生理、病理狀態，從而達到保健、治病目的。中醫認為，按摩具有疏通經絡、滑利關節、調整臟腑氣血功能、增強人體抗病能力等作用。

（1）乾擦臉：兩手伸直併攏，以中指腹位置為基準，從嘴角兩側開始向上，至鼻旁到眼下方；然後繞過外眼角再向內，在眉間兩手中指靠近，向上至髮際再分手向外，向下，沿耳前下滑。做8～10次。

（2）乾梳頭：兩手手指半彎曲，用5個手指的指尖由前向後梳撓頭皮。先梳頭皮中線附近，依序向左右兩側及耳朵上方移動，大約移動兩次便可將整個頭皮梳理一遍。可做4～6遍。

（3）掩耳彈腦：用兩手掌心緊按住兩耳，餘指置於腦後，兩手

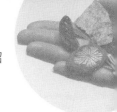

食指置於中指背上，輕輕彈敲後頭枕部；手指不動，掌心驟然離開耳孔，放開時耳內出現響聲，如此連續開閉放響10餘次。

（4）掐合谷穴：一手的拇、食二指張開，以另一手拇指第一關節橫紋放在此手的虎口上，拇指尖到達處即是合谷穴。左右手交換用大拇指及食指上下同時按掐該處各10次，每次按掐須有酸脹的感覺。

（5）摩浴手臂：右手掌緊按左手腕內側，接著用力沿臂內側向上擦到腋窩，再翻過肩膀由臂外側向下擦到左手腕，如此往返擦4～6次。然後換用左手，如上法擦右臂4～6次。一來一往為1次。

（6）拍打肩背：兩手分別拍肩背，右手掌拍左肩關節後下方，左手掌拍右肩關節後下方，連續拍10次。接著左手掌拍右肩關節後上方，右手掌拍左肩關節後上方，也連續拍10次。

（7）提捏脊背：兩手呈半握拳狀，腕關節放鬆，用食指橈側緣抵住腰骶部的皮膚，然後，用拇、食指把皮膚捏起，沿著脊柱兩側，捏向大椎穴兩側，每捏動3次，向上提取1次，自下而上往返，共操作3遍。

（8）搓腎俞穴：兩手對搓至發熱後，分別緊按腰眼，用力向下，搓到骶處，然後再回搓到兩臂後屈盡處，如此用力地反覆搓動為1次，共搓擦10次。

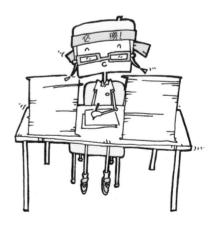

以上按摩方法可透過刺激人體內的末梢神經，促進血液循環、淋巴循環和組織間的代謝過程。

小叮嚀

頭痛是由於頭部血管痙攣，導致頭部供血供氧不足而引起，也可能由於過度疲勞和情緒較大幅度波動等所引起。透過適當運動，可以解除身心疲勞，解除肩頸背部的肌肉緊張，解除對通向頭部血管的壓迫，使頭部的血液循環改善，進而緩解頭痛。運動時，頸部肌肉盡量向上伸，同時吸氣，然後放鬆，緩慢地吐氣；緊接著做頸部前後、左右的彎曲活動，各重複2次。再接著先深吸氣，頸部向一側扭轉，同時慢慢吐氣，還原，又一次深吸氣後向另一側扭轉，同時慢慢吐氣，如此反覆做4次。頸部的彎曲和扭轉動作宜緩慢、自然，強度不可過大。患急性頭痛時不宜勉強進行此項鍛鍊，而要適當保持安靜。

妙招 86 失眠疲勞的按摩治療

不少失眠患者都嘗試過這一按摩治療的辦法，正確的按摩操作方法可以實現養心安神、健脾益氣、疏肝補腎、調節大腦皮質功能的目標。

點穴按摩

（1）兩拇指指腹緊貼於印堂穴（位於兩眉眉頭之間），雙手餘指固定頭部兩側。左拇指先自印堂穴垂直向上推移，經神庭穴（位於人體的頭部，當前髮際正中直上0.5寸）推至上星穴（位於人體的頭部，

當前髮際正中直上1寸），然後兩拇指呈左下、右上，左上、右下同時交替推摩。手法由緩至速、由輕至重，反覆推摩約1分鐘，此時推摩局部產生熱感，並向眉心集中。

（2）用右手拇指尖在百會穴（位於頭頂，前髮際上5寸，或兩耳尖連線中點處）點按，待局部產生重脹麻感後立即改用拇指腹旋摩，如此反覆交替進行約30秒鐘，緊接著用掌心以百會穴為軸心，均勻用力按壓與旋摩約30秒鐘。

（3）以指尖作錘，雙手同時進行，從後向前，從左至右叩擊整個頭部，反覆依序緊叩，不可遺漏。叩擊時由腕部發力，甩力均勻，不可太重，不可太輕，以有較強的振盪感而不覺疼痛為度，約1分鐘。

（4）以指代梳，指尖著力於頭皮，雙手同時進行，從前額開始呈扇狀自前向後推摩。手法以揉為主，柔中帶剛。此時會感到頭部輕鬆舒適感。約1分鐘。

推擦腰腎

腎主收藏，腎的功能正常對於保持良好的睡眠具有非常重要的作用。本按摩方法透過對腰腎進行按摩，能有效改善腎臟功能，從而間接產生改善睡眠的作用。操作方法：將兩手掌面相對搓熱，用兩手掌根及掌面貼附在腰的兩側，自腎俞穴至大腸俞穴進行上下往返推摩，以腰部有溫熱感為宜。

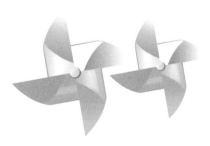

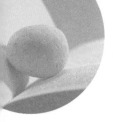

旅途疲勞失眠的按摩

（1）用雙手中指指端輕輕按揉安眠穴2分鐘可達到鎮靜助眠目的（安眠穴位於耳垂後的凹陷與枕骨下的凹陷連線中點處）。

（2）用中指指端輕輕按揉印堂穴約2分鐘，可以幫助旅途中無法入睡的您鎮靜安神，加速進入睡眠過程。

（3）用雙手拇指螺紋面緊貼在兩眉頭處，然後在眉上方同時作左右來回抹動約半分鐘。這種按摩活動具有安靜催眠的作用，可以有效改善旅途失眠情況。

（4）用拇指指端輕輕按揉小指側腕部橫紋頭凹陷處的神門穴約1分鐘，具有助睡安眠的作用。按摩時注意雙手交替。

（5）用雙手食、中、無名、小指指端分別放在兩側耳尖直上兩橫指處的率穀穴，前後來回推動約半分鐘，可除煩鎮靜，加速入睡。

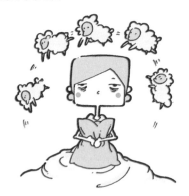

（6）用拇指端螺紋面輕輕按揉腕部橫紋上兩橫指處的內關穴約1分鐘，雙手交替，具有寧心安神的作用。

小叮嚀

每晚臨睡前先揉足三里、三陰交，每穴1分鐘，再掐按內關、神門穴1分鐘，再用雙手掌根部揉擦背部，以有熱感為宜，重點按揉心俞、脾俞、肝俞。最後平臥閉目養神，不生雜念，用拇指、食指按揉雙側睛明穴，連續揉按3～5分鐘即可產生睡意。

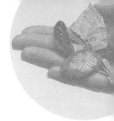

妙招 87 消除疲勞的手穴療法

手穴療法是以傳統的中醫經絡學說為理論基礎，透過刺激手部的特定穴位來達到預防和治療疾病的目的。事實證明，加強手的鍛鍊，能促進內臟的機能。

按摩指端

經常按摩手指末端，能促進血液循環，提高耐寒能力，冬天還能預防凍瘡等多種疾病。具體方法是先將兩手掌及五指分別對齊，然後進行按摩，每回36次，每天3回。還可以用兩手互相揉搓對側的手指，從大拇指到小指，依序揉搓每個手指，並按壓指甲，輪流做8次，每天3回。

揉壓指甲

如果出現內臟功能不佳和神經衰弱症狀，有效的方法是指壓刺激無名指、小指指甲上緣的兩側（關衝、少衝與少澤穴）。每天經常對這些部位（穴位）柔緩、謹慎地按壓，就會加強與此有關內臟器官（主要是心與腦）的血液循環，激發身體裡的內在潛力，使精神飽滿。特別對工作過於緊張者，按壓這些穴位可以消除疲勞。

夾住手指

脾胃虛弱的病人常在食指上出現異常，治療最有效而簡單的辦法是，刺激食指指甲上緣的商陽穴（食指橈側指甲角旁約0.3公分）。商

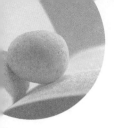
陽是大腸經的源穴，發現胃腸異常，按壓此穴會有壓痛感。經常按壓
刺激商陽穴，可以促使消化功能恢復正常。平時可以用洗衣夾夾住食
指的商陽穴，能獲得同樣效果。

壓揉手心

在手掌心有一個重要的穴位叫「勞宮穴」，所謂
發放「外氣」，都是從勞宮穴出來的。勞宮是手厥陰
心包經的穴位。心包經是輔助心臟功能的經絡，因此
勞宮穴具有保護心臟和穩定情緒的作用，並能調控心
臟功能。經常用拇指按壓與揉摩手掌心的勞宮穴，或
用手指從手心、手背兩側夾住勞宮穴壓揉，頃刻間會
使人感覺輕鬆、舒服，並可改善失眠，促進心臟功能。

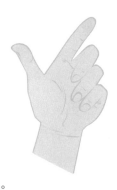

按壓掌根

脾胃虛弱可以引起胃腸消化、吸收不良的一系列疾病。為了改善
脾胃虛弱的症狀，可經常用大拇指按壓對側的手心下方的手掌根部，
即大小魚際的交界處。經常刺激這個部位，可以增強脾胃的功能，解
除消化不良和腹瀉等症狀。脈門是中醫切脈診病的部位，在掌根大拇
指側，經常按摩可以調和血脈，促進新陳代謝；具體方法是以左右手
掌交叉按摩左右兩側脈門部位，每回36次，每天3回。

指壓手背

腰痛是一個多發病，也是一種令人頭痛的頑症。治療腰痛的重要
穴位，即在手背上的兩個腰痛點。其位置在手背部，腕橫紋下一寸，

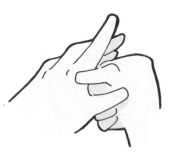

食指和無名指的掌骨近端。具體辦法是用
兩個手指按壓另一隻手背的兩個腰痛點，
壓一下，鬆一下手再壓一下，即指壓兩下
之間要有一定間隔。兩手交替進行，每次
5分鐘。

小叮嚀

根據生物全息律的理論，手與內臟有一定的聯繫，俗話說：
「十指連心。」在手上有許多可促進內臟功能的穴位，按壓與刺
激這些部位，可以產生健胃、益脾、強腎、增強活力的效果。

妙招
88 消除疲勞的足療

足部藥浴與足部按摩療法，對軀體性疲勞、腦部疲勞、心理（精
神）性疲勞均有良好的恢復作用。

足部藥浴

（1）取刺五加50克，桂枝60克，甘草5克，加水煎煮30分鐘，
去渣取汁，倒入浴盆中，先薰蒸後泡足30分鐘，每晚1次。10天為1個
療程。具有益氣溫陽的功效。主治各種疲勞症，對軀體性疲勞尤為適
宜。

（2）取人參葉40克，川芎30克，加水煎煮30分鐘，去渣取汁，

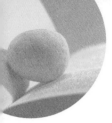

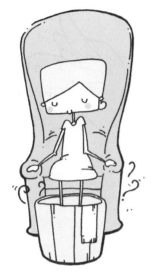

倒入浴盆中，先薰蒸後泡足30分鐘，每晚1次。10天為1個療程。具有益氣活血的功效。主治各種疲勞症，對軀體性疲勞尤為適宜。

（3）取黃耆30克，黨參20克，白酒30克，藥材加水煎煮30分鐘，去渣取汁，加入白酒，倒入浴盆中，先薰蒸後泡足30分鐘，每晚1次。10天為1個療程。具有補益肺脾、強壯精神的功效。主治各種疲勞症，對軀體性疲勞尤為適宜。

（4）取制首烏50克，益智仁30克，菟絲子30克，川芎20克，加水適量，煎煮30分鐘，去渣取汁，倒入浴盆中，先薰蒸後泡足30分鐘，每晚1次。10天為1個療程。具有補益肝腎、強壯精神的功效。主治各種疲勞症，對腦部疲勞、心理（精神）性疲勞尤為適宜。

叩腳提神

捶腳掌可以有效地改善血液循環，提神醒腦，消除肉體上或精神上的疲勞和負擔。這是消除心理緊張的特效方法。具體方法：手拿一把木頭或橡皮小錘，力量適當，以腳心為中心（圍繞腳心）有節奏地敲擊，先輕輕敲打一隻腳的腳掌，然後再左右互換。注意不要敲腳後跟，一直敲到全身感到舒服，完全處於心平氣和的狀態為止。

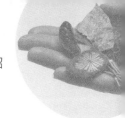

扭轉腳腕

扭轉腳腕會促進全身血行。具體方法是：盤腿坐下，抓住腳掌拉向懷裡，再用手握住腳掌，向上扭轉，盡量使腳心朝上，然後向下順時針方向扭轉腳腕，以使腳腕呈車輪狀旋轉，並且像騎自行車一樣，分別以每個腳腕為「軸」交替扭轉。每次連續扭轉腳腕5～6分鐘以上，就可以活血化瘀，從而充分改善全身的血液循環。

踩踏腳趾

用腳後跟接連踩踏每個腳趾是消除神經衰弱的好方法。方法是：先用右腳的腳後跟依序從左腳拇趾踩到小趾，力踏5～6次，然後換腳，用相同的方法踩右腳趾，如此刺激腳趾，不僅能加強內臟的機能，而且還可促進全身的血液循環。頭腦得到了充盈的血液供應，痛苦也就減少和消失了。

按摩腳跟

可以增強腎臟、膀胱、子宮等臟器的功能，並預防這些臟器的疾病；具體方法是先將左足擱在右腿上，用右手掌按摩左足跟部位，共81次，然後換右足同樣按摩81次。

按摩腳心

每天沐浴後搓腳心20～30分鐘，有利於經絡、穴位間血液的流通。腳心的湧泉穴，具有補腎強筋、寧心健脾的

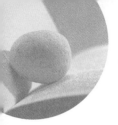

作用。搓腳工具可選用竹帚或乾絲刷之類的植物纖維製品，避免使用塑膠等化學纖維製品。一般持續搓腳心3個月左右即可見效，能健身壯骨，養心安神，有利於消除疲勞。

小叮嚀

足部反射區按摩療法，是中醫學中獨特的治療方法之一，又是中醫的寶貴遺產。它運用不同的手法，刺激雙足反射區（人體各組織器官在其雙足相應的位置），產生神經反射作用，來調節機體內環境的平衡，發揮機體各組織器官潛在的原動力，從而達到治療和保健的目的。

妙招
89 針灸抗疲勞

針灸除了有良好的鎮痛作用外，還有疏通經絡、調節氣血和神經體液、提高機體免疫機能、激發調節和增強機體抗病能力等作用，不但可以消除疲勞，而且能預防慢性疲勞綜合症的發生，幫助人體恢復正常的功能。

針灸的抗疲勞作用

現代研究顯示，針灸對正常人的心臟沒有明顯的影響，對有病心臟有良性調整作用。針灸對血壓具有雙向調節作用，對血壓較高者有降低作用，對血壓較低者可使血壓升高。針灸對肝臟腫大和肝功能的

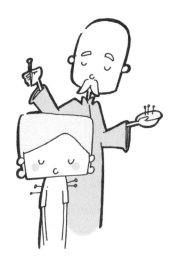

改變有良好的效果，能降低轉氨酶及黃疸指數；針灸對膽囊蠕動、膽汁的分泌和排出量具有明顯的調整或增強作用。針灸能增加肺活量，有呼吸起動效應和節律恢復作用。針灸透過調節神經，使支氣管痙攣解除，使肺部循環及功能得到改善。針灸對腎臟活動和泌尿功能有調整作用，還能調整膀胱的緊張度，故對遺尿、尿失禁、尿瀦留及排尿困難等具有良好的治療作用。

抗疲勞的針灸方法

　　針灸抗疲勞須採用補法。補法是透過針刺腧穴，採用適當的手法激發經氣以補益正氣。所以針刺補虛的功效主要取決兩個方面：一是取穴，補虛大都取具有強壯作用的穴位，如足三里、命門、氣海、關元等。二是行手法，臨床施行補的手法種類較多。①撚轉法：針下得氣後，撚轉角度小，用力輕，頻率慢，操作時間短者為補法。②提插法：針下得氣後，先淺後深，重插輕提，提插幅度小，頻率慢，操作時間短者為補法。③疾徐法：進針時徐徐刺入，少撚轉，疾速出針者為補法。④迎隨法：進針時針尖隨著經脈循行去的方向刺入為補法。⑤呼吸法：患者呼氣時進針、吸氣時出針為補法。⑥開闔法：出針後迅速揉按針孔為補法。

　　（1）取穴：心俞、內關、足三里、郤門。毫針刺用補法，並灸。適用於心氣虛，症見心悸、氣短、胸悶、乏力，或自汗，兼有心陽虛則下肢浮腫，舌質胖色淡，或舌邊有齒痕，脈細緩或結代。

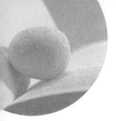

（2）取穴：肺俞、脾俞、太淵、氣海、足三里、太白。針刺用補法，背俞加用灸法。適用於肺氣虛，症見咳喘氣短，動則加劇，呼吸氣促，痰涎清稀，自汗畏風，面色蒼白，舌淡，脈弱。

（3）取穴：中脘、天樞、脾俞、胃俞、足三里、三陰交。針後加灸。適用於脾氣虛，症見飲食減退，納入脘脹不舒，體倦乏力，大便溏薄，面色萎黃，舌淡苔白，脈緩弱。

（4）取穴：中脘、足三里、內關、公孫、脾俞、關元。針刺用補法，可加用灸法。適用於脾陽虛，症見脘腹隱痛綿綿，喜溫喜按，倦怠納少，形寒肢冷，腹脹便溏，舌質淡胖，脈沉緩無力。

（5）取穴：太沖、湧泉、肝俞、三陰交、太溪、腎俞。針刺用補法。適用於肝陰虛，症見眩暈，頭痛，耳鳴，脅痛隱隱，遇勞加重、口燥咽乾，煩躁少寐，舌乾紅少津，脈弦細數。

小叮嚀

施行針灸療法時，取穴與行手法，須經專業訓練，要掌握好適應證與禁忌證。如自我保健需要，可以採用穴位的指壓法。

妙招
90 耳針抗疲勞

耳針是在耳廓穴位上用針刺或其他方法刺激，防治疾病的一種方法。其治療範圍較廣，操作方便，且對疾病的診斷也有一定的參考意義。耳針療法可以消除疲勞。

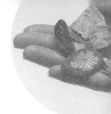

耳針抗疲勞方法

將膠布剪成長寬各0.5公分大小的方塊，然後將王不留行子或其他壓豆材料貼附在小方塊膠布的中央，再貼敷在所選耳穴上，用手指按壓1～3分鐘，每日按壓3～5次，3～7天換貼1次，5～10天為1療程，療程間休息3～5天。

（1）取穴：脾、肝、腎、屏間、緣中、下肢。用壓豆法，左右耳交替使用，每隔3～5天貼換1次，10次為1療程。適用於疲勞者。

（2）取穴：枕、額、皮質下、神門、腦幹、交感。用壓豆法，兩耳交替使用，3～5天貼換1次，5次為1療程，適用於慢性疲勞綜合症伴有頭痛症狀者。偏側頭痛可增加顳、肝等。

（3）取穴：心、腎、神門、脾、交感、內分泌、皮質下。用壓豆法，每天用手按壓4～5次以加強刺激。適用於慢性疲勞綜合症伴有失眠症狀者。

（4）取穴：用壓痛點探查法找出相應的壓痛點，配合交感、神門。用壓豆法，兩耳交替使用。每隔3～5天貼換1次，10次為1療程。適用於慢性疲勞綜合症伴有關節疼痛症狀者。

（5）取穴：子宮、內分泌、卵巢、心、腎、肝、腦點。用壓豆法，每次選3～5個穴位。雙耳穴交替使用，3～5天貼換1次，5次為1療程。經期應減小刺激量。適用於慢性疲勞綜合症伴有月經失調症狀者。

（6）取穴：胃、肝、交感、皮質下、神門、內分泌。用壓豆法，每日行強刺激2次。3～5天貼換1次，5次為1個療程。適用於慢性疲勞綜合症伴有厭食症狀者。

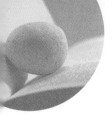

（7）取穴：內分泌、腎、肺、脾、三焦、皮質下。用壓豆法，兩耳同時使用，保留24小時。然後取心、脾、皮質下、神門、枕點，用壓豆法，每日自行按壓3～5次。4～7天貼換1次，雙耳交替使用。適用於慢性疲勞綜合症伴有盜汗症狀者。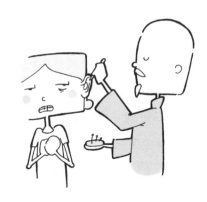

（8）取穴：膀胱、腎、交感、枕、腎上腺。用壓豆法，每日強刺激2～5次。3～5天貼換1次，10天為1療程。適用於慢性疲勞綜合症伴有夜尿多症狀者。

小叮嚀

　　耳針耳壓特別提醒：①耳廓皮膚有炎症或凍瘡者，不宜採用。②防止膠布潮濕或污染，以免引起皮膚感染。夏天炎熱，汗多，耳穴壓豆時間不宜太長。③部分患者對膠布過敏，局部出現紅色粟粒樣丘疹並伴搔癢感，可將膠布取下，休息3～5天再貼。必要時加貼腎上腺穴，或服用抗過敏藥物。

妙招 91 刮痧抗疲勞

　　刮痧是民間流傳的傳統簡易療法之一，它是以中醫理論為基礎，用器具（牛角、玉石、火罐）等在皮膚相關部位刮拭，以達到疏通經

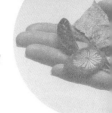

絡、活血化瘀之目的。刮痧可以擴張微血管，增加汗腺分泌，促進血液循環，對於高血壓、中暑、肌肉酸疼等所致的風寒痺症都有立竿見影之效。經常刮痧，可產生調整經氣，解除疲勞，增加免疫功能的作用。

刮痧抗疲勞方法

（1）疲勞者出現咽炎時，可用瓷匙的邊緣蘸油或水，刮拭風府穴，繼而刮拭兩耳後顱息穴，背部常順足太陽膀胱經，自上而下刮拭，即由肺俞至肝俞、胃俞，由大腸俞至膀胱俞。體質虛弱者少用此法。

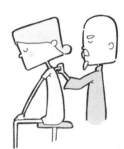

（2）疲勞者出現頭痛時，可刮拭下列部位：①頭頸部：印堂、太陽、頭維、百會、風池、風府。②背部：大椎、肺俞、肝俞、腎俞。③上肢部：合谷、內關、列缺。④下肢部：陽陵泉、太沖。

（3）疲勞者出現頭暈時，可刮拭下列部位：①頭頸部：印堂、睛明、百會、風府。②背部：脾俞、腎俞。③腹部：氣海、關元。④上肢部：合谷、內關。⑤下肢部：足三里。

（4）疲勞者出現焦慮、記憶力減退、肢體無力時，可刮拭下列部位：①頭部：百會、太陽、風府、印堂、睛明。②胸部：膻中、期門、章門。③背部：心俞、膽俞、脾俞、腎俞。④上肢部：曲池、內關。⑤下肢部：血海、三陰交、行間。

（5）疲勞者出現失眠時，可刮拭下列部位：①頭頸部：百會、四神聰、印堂、神庭、攢竹、太陽、角孫、風池、魚腰。②背部：神道、心俞。③上肢部：神門。④下肢部：三陰交。

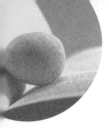

（6）疲勞者出現心悸時，可刮拭下列部位：①背部：心俞、膈俞。②胸部：膻中。③上肢部：內關、神門。④下肢部：足三里。

（7）疲勞者出現月經不調時，可刮拭下列部位：①背部：肝俞、脾俞、胃俞、腎俞、三焦俞。②腹部：中脘、關元、氣海、子宮。③下肢部：血海、三陰交、照海。

（8）疲勞者出現肌肉關節疼痛時，可刮拭下列部位：①背部：大抒、膏肓、膈俞、筋縮、腎俞、關元俞。②上肢部：肩井、肩貞、曲池、尺澤、手三里、陽池、大陵。③下肢部：環跳、委中、犢鼻、足三里、陽陵泉、陰陵泉、解溪、崑崙、太溪。

（9）疲勞者出現煩躁時，可刮拭下列部位：①背部：肺俞、心俞、腎俞。②胸腹部：天突、膻中、天樞、中脘、水分、氣海。③上肢部：內關、間使、通里、少府。

小叮嚀

「出痧」的皮膚紅紅的，看上去有點可怕。其實，這對皮膚是沒有損害的。紅斑顏色的深淺通常是病症輕重的反映。一般情況下，皮膚上的「瘀血」會在3～5天內逐漸消退，遲一些也不會超過1週就會恢復正常。

妙招 92　拔罐抗疲勞

拔罐是一種以杯罐作為工具，藉熱力排去其中的空氣產生負壓，

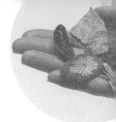
使罐口緊吸施治部位，造成局部充血，從而產生治療作用的方法。這種療法可以逐寒祛濕、疏通經絡、消除淤滯、行氣活血、消腫止痛、拔毒瀉熱，具有調整人體的陰陽平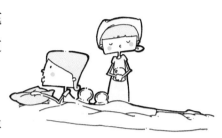衡、解除疲勞、增強體質的功能，從而達到扶正祛邪、治癒疾病的目的。

拔罐抗疲勞方法

（1）因疲勞而出現頭痛時，可根據頭痛部位的不同選用不同穴位。前額、顳側痛者，取額中、太陽穴；頭頂部、枕部痛者，取頸項中上段兩側壓痛點、大椎、百會穴；常規配穴取合谷、外關、曲池、陽陵泉、天宗等，每次取1～2個穴位即可。採用留罐法，留罐10～15分鐘，每1～2日施術1次。

（2）因疲勞而出現失眠時，可選用神門、合谷、足三里、三陰交、心俞等穴，先用閃火法拔罐，然後選其中2～3個穴位，留罐10～15分鐘，每日施術1次，睡前1小時施術效果更佳。

（3）因疲勞而出現關節及肌肉疼痛時，可沿脊背兩側和疼痛的關節局部，先用閃火法拔罐，脊背兩側可使用走罐法，然後局部留罐10分鐘。肩部疼痛多取肩髃、肩；肘臂多取曲池、合谷；腕部取外關；髀部取環跳；脊背多取水溝、身柱、腰陽關；筋部取秩邊；膝部取犢鼻；踝部取申脈、照海。拔罐每日1次，10次為1療程。

（4）因疲勞而出現厭食時，可取膈俞、膻中或天宗、中脘，可任選一組或兩組同時使用，配合肝俞、胃俞範圍內壓痛點，內關或足三

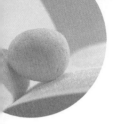
里交替拔罐，留罐10～15分鐘，每日1～2次。

（5）因疲勞而出現腹瀉時，取神闕穴，採用單純罐法或敷蒜罐法，留罐10～15分鐘。急性泄瀉可加中脘、天樞、足三里、陰陵泉等穴。慢性泄瀉可加中脘、脾俞、章門等穴。每日1次，好轉後改隔1～2日施術1次。

小叮嚀

拔罐時要選擇適當體位和肌肉豐滿的部位。若體位不當、移動、骨骼凸凹不平或毛髮較多的部位均不適用。拔罐時要根據所拔部位的面積大小而選擇大小適宜的罐。操作時必須迅速，才能使罐拔緊，吸附有力。用火罐時應注意勿灼傷或燙傷皮膚。皮膚有過敏、潰瘍、水腫及大血管分佈部位，不宜拔罐。高熱抽搐者，以及孕婦的腹部、腰骶部位，亦不宜拔罐。

妙招
93 藥枕抗疲勞

藥枕療法是將具有揮發性、芳香性的中草藥置於枕心中，做成藥枕，讓患者睡眠時墊於頭項下，以達到治病養生、消除疲勞的目的。此法具有芳香開竅、怡神醒腦、安神益智、調養臟腑、養元強身、清肝明目、宣

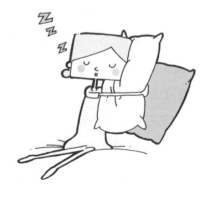

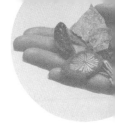

肺化痰、疏通經絡和調整陰陽的功效，適用於頭痛、失眠、健忘、咳嗽、鼻塞、耳聾等症。

藥枕的抗疲勞作用

　　經絡具有聯繫臟腑和肢體的作用。人體的五臟六腑、四肢百骸、五官九竅、皮肉筋骨等組織器官，雖各有不同的生理功能，但又共同進行著有機的整體活動，使機體的內外上下保持著協調統一，構成一個有機的整體。而這種相互聯繫，有機配合主要是依靠經絡系統的聯絡溝通作用實現的。經絡具有運行氣血，濡養周身，抗禦外邪，保衛機體的作用。而頭頸部位是一個相對獨立的人體全息胚，大部分經絡在此循行、經過，許多腧穴也在此分佈。藥枕療法就是利用機械和藥物等多種刺激，進而激發頭頸部位的經絡腧穴之氣，使經絡疏通，氣血流暢，從而產生保健防病的目的。

　　頭頸部位分佈著豐富的血管和神經。血管主要有頸外動脈、頸內動脈、椎動脈和相對應的靜脈及其分支。神經有枕大神經、枕小神經、耳大神經、頸皮神經、鎖骨上神經、顏面神經、動眼神經，以及迷走神經頸部、顏面神經頸支、交感神經頭頸部、舌咽神經的副交感神經等。藥枕直接作用於頸部的皮膚感受器和神經幹，可以使之處於活躍、興奮或抑制狀態，從而調節血管和神經，改善局部微循環，使血流加快，肌肉鬆弛，神經得到調節，進而使機體內環境保持相對穩定。

　　藥枕中許多藥物含大量揮發性物質，可直接作用於局部皮膚黏膜，產生消炎殺菌、鎮靜止痛、擴張血管、健腦增智的作用。使用者處在藥性作用的局部環境中，可以調整人的身心狀態，提高機體免疫

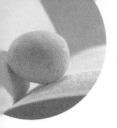

力，調節內分泌，從而產生綜合性調節機體的作用，達到保健養生的目的。

藥枕抗疲勞方法

（1）防感枕：取生黃耆500克，生白朮500克，麥冬300克，防風300克，黃精300克，藿香200克，皂角10克，雄黃100克。除皂角、雄黃外，以上前6味各噴灑少許食醋，然後烘乾，共研粗末，一同裝入枕心，做成睡枕，讓患者睡眠時頭枕在藥枕上。具有補肺益氣的功效，適用於肺氣虛。

（2）麥桑枕：取麥冬500克，霜打桑葉500克，天花粉200克，金銀花200克，生石膏500克，枇杷葉250克。將石膏打碎，餘5味一同烘乾，粉碎成粗末，混勻後裝入枕心，做成睡枕，讓患者睡眠時頭枕在藥枕上。具有養陰潤肺的功效，適用於肺陰虛。

（3）益氣枕：取人參葉250克，黃精200克，生白朮150克，丹參200克，黃耆200克，茯苓200克。以上6味分別烘乾，共研細末，裝入枕心，做成睡枕，讓患者睡眠時頭枕在藥枕上。具有健脾益氣的功效，適用於脾氣虛。

（4）生津養胃枕：取麥冬500克，石斛200克，砂仁200克，沙參500克，太子參200克，葛根500克，天花粉200克，沉香100克。以上8味分別烘乾，共研粗末，混勻，裝入枕心，做成睡枕，讓患者睡眠時頭枕在藥枕上。具有養陰和胃的功效，適用於脾胃陰虛。

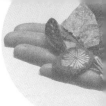

小叮嚀

　　使用藥枕療法治病時應注意：①藥枕主要用於頭目部疾病，無使用禁忌，無嚴重的副作用，如果發現有過敏症狀時應停止使用。②藥枕放在枕骨位置時，側臥、仰臥位都有功效；用於治療頸椎病、肩關節周圍炎的藥枕宜放在頸椎下，以耳下肩前為度，使負重點下移，形成頭和軀幹部的對抗牽引，這等於在做持續的頸椎牽引治療。③注意藥枕的有效期，一般市售的藥枕有效期為1～3年，使用2～3週後就應放在室外吹一吹，但不宜曝曬。④藥枕治病見效較慢，一般需長年使用，在治療過程中如果出現疾病加重，應及時去醫院就診，以免延誤病情。

妙招 94 藥茶抗疲勞

　　藥茶療法是指應用某些中藥加工製成茶劑，用於防治有關疾病的一種方法。而茶劑是指含有茶葉或不含茶葉的藥物，經過沸水沖泡或煎煮取汁，代茶飲用的一種製劑。

藥茶療法簡介

　　藥茶有不同的分類方法：如以藥味組成分類，則有單方藥茶和複方藥茶；按有無茶葉分類，可分為含茶藥茶和無茶藥茶；按劑型有藥茶和藥露；按入藥部位有花類藥茶、葉類藥茶、莖類藥茶、皮類藥茶等；按飲用季節，有春季藥茶、夏季藥茶、秋季藥茶、冬季藥茶；按

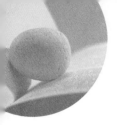

功效主治有保健茶、減肥茶、健美茶、降壓茶、降脂茶、活血茶、清暑茶等。

藥茶的劑型有：①沖泡劑：此種茶劑可直接放入杯中，加沸水沖泡，加蓋悶10分鐘左右，即可飲用。②煎煮劑：此種茶劑須先用涼水浸泡，再放入沙罐中煎煮，取汁，倒入杯中代茶飲用。③散形劑：將藥茶成分製成粗末，混合均勻，分成若干份，每次取一份，沖泡或煎汁飲用。④袋泡劑：將藥茶製成粗末，混勻後烘乾成顆粒狀，按劑量分裝入特製的濾紙裡，沖泡時帶包放入杯中浸泡飲用。⑤塊型劑：將藥茶粉碎，混勻後，加入適量神曲或麵粉作黏合劑，壓模成塊，低溫風乾後備用。每次取一小塊，直接泡服。⑥露劑：將新鮮的瓜果、花草等放入容器中，經蒸餾取得的汁液稱為露劑。可直接飲用或加適量溫開水調和飲用。⑦汁劑：將新鮮的水果及中藥、蔬菜經壓榨加工，取得的液體稱為汁劑。可直接飲用或加溫開水沖服。

抗疲勞藥茶

（1）取菊花10克，茶葉3克，一併沖泡，可消除眼睛浮腫及疲勞。菊花對治療眼睛疲勞、視力模糊有很好的療效，平常泡一杯菊花茶來喝，能使眼睛疲勞的症狀消失。每天喝3～4杯的菊花茶，對恢復視力也有幫助。

（2）取人參片3克，生黃耆20克，紅棗30克。加水煎煮20分鐘後飲服，可反覆煎泡代茶飲服。每天1劑，飲用時間根據病情而定。具有大補元氣、補脾益肺、生津止汗的功效，並能提高工作能力，減少疲勞，增強機體抗病能力。

（3）取枸杞、五味子各100克，研粗末，每次取5克，用沸水沖泡

飲用，每天2次。具有滋補精血的功效，適用於精血不足、頭暈耳鳴、心悸失眠、視物昏花等。

（4）取毛峰或龍井茶3克，枸杞5克，冰糖、桂圓、紅棗、話梅各適量。泡開水服。具有提神解乏、增強腦力的功效，適用於暑日氣虛、肢困倦怠、體力下降。特別是中年腦力勞動者，工作緊張易感疲勞，神疲乏力，力不從心，午後煩熱，口乾舌燥，頭昏腦脹，精神不振。

（5）取玫瑰花乾花蕾5顆，薄荷2克。將乾玫瑰花與薄荷一同放入杯中，加蓋到10～15分鐘，待茶涼後飲用提神效果更佳。玫瑰花具有活血化淤、舒緩情緒的作用，薄荷可驅除疲勞，使人感覺煥然一新，並且玫瑰花的甘甜純香可以沖淡薄荷之中苦澀味，一舉兩得。

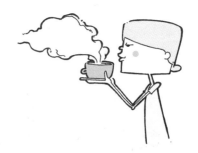

小叮嚀

　　藥茶由漢代始至今至少已有2000年的歷史，已經成為我國人民防病治病與養生保健的一大特色。藥茶中的茶與藥配合使用，更加有助於發揮和加強藥物的療效和有利於藥物溶解、吸收。近年來茶療熱方興未艾，不但歷代的藥茶方被廣泛應用，而且許多新的藥茶方又在不斷產生和推出。

E 生活起居抗疲勞妙招

妙招 95 睡個好覺抗疲勞

在經常疲勞的主要原因中，壓力過大可能是最主要和最常見的原因。要消除疲勞應維持擁有良好的睡眠。

消除疲勞的居住環境

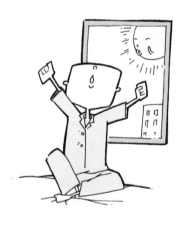

居室要乾淨、整潔、濕潤，但不要潮濕，要陽光充足，通氣良好。最好能擺上兩盆開放的鮮花。

居室是人們停留時間最長的空間，要營造居室的舒適氣氛，有一定的講究，需要根據不同人、不同活動空間的特點來打造。比如有些嬰幼兒白天睡覺，晚上哭鬧，可在他們的寢室裡用點茉莉花香，就會使孩子安靜地入睡；在成人寢室裡用點玫瑰花香，可使人心情愉悅。若用薰衣草香氣，則令人睡得安穩；讓廚房飄散白芷花香，可使人將單調而沉悶的清理工作做得又快又好；在客廳施放檸檬香氣，可使人精神煥發，愉悅地接待客人；在浴室使用菊花香味，能消除人的疲勞。

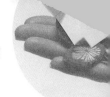

睡眠環境直接關係到睡眠的有效性。首先應選擇安靜的環境和舒適的床、枕、被褥。人睡覺時最好能頭南腳北，順著地磁的南北方向，可使人體器官細胞有序化，能促進睡眠，有益於健康。枕頭不要太高，褥子要鬆軟，被子不要太厚、太重。保持室內空氣新鮮和溫度適宜，能提高睡眠品質。

健康的睡眠

睡眠有助於消除疲勞，恢復體力；有助於防病祛病，延長壽命；能促進發育，提高智力；有助於一切生理活動所需能量恢復和重新積累。睡眠也是一種生理需求，人在白天處於活動狀態時，能量的消耗是主要的；夜晚人處於睡眠狀態時，人體的各種生理活動減弱，能量消耗大為減少，此時體內的能量貯存大於消耗。積累的能量為第二天的活動做好了準備。

一個人的一生，差不多有1/3的時間在睡眠，在一定條件下，睡眠比飲食對於生命和健康更為重要。睡眠可以使體內所有系統都緩慢下來，如心臟跳動緩慢，血壓降低，體溫降低，使能量的釋放大大降低，從而達到保存能量的作用。同時，睡眠能促進生長激素釋放，並有利於各種活性酶的啟動，它有利於兒童和青少年的生長發育，也能啟動中老年人體內各種活性酶，從而加速新陳代謝，延緩大腦衰退。

乳酸沉積在人體內會導致疲勞，如果一直無法從體內排除，就會導致人沒有活力，萎靡不振，神經衰弱，身心和肉體不健康。無法安眠或者持續睡眠不足，就會感到身體不舒服，頭重腳輕，缺乏食欲，情緒不佳，思考能力減弱，精神不集中。

晚上以10～11時上床為佳，因為人的深眠時間在午夜12時至次日

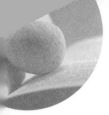

凌晨3時，這時人體的體溫、呼吸、脈搏及全身狀態都已進入最低潮，人在睡後1個半小時即能進入深眠狀態。起床時間以早晨5～6時為宜，因為按照新陳代謝的規律，一般這時體溫會升高，精氣開始生發，因此是起床的最佳時間。

午睡不容忽視

午後小睡片刻，比喝咖啡、可樂有效且健康。

健康的午睡以15～30分鐘最恰當，若是超過30分鐘，身體便會進入不易睡醒的深眠期，這時就需要延長到1～1.5小時，完成一個完整的睡眠週期。午覺睡得太久，剛起來的半小時會有輕微的頭痛、全身無力，這是「睡眠慣性」所造成的。

較長的午睡只適用於補充前晚的睡眠不足，真正健康的午睡不應該超過30分鐘，否則就容易打亂生理時鐘，影響晚上的正常睡眠。

理想的午睡應該是平臥或側臥，不宜俯臥，也不宜伏案午睡或坐著打盹。

小叮嚀

人的正常睡眠一般分為思睡、淺睡、中睡和深睡四個階段。在淺睡階段時，對外界環境仍保持一定的反應，所以易受外界干擾而醒來。假睡就是長時間處於淺睡階段，難以進入中睡和深睡階段的非睡眠狀態。

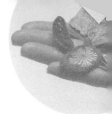

妙招 96 好習慣消除腦部疲勞

在持續較久或強度過大的腦力勞動過程中，腦細胞代謝產生的自由基、乳酸等許多有害物質大量積聚，阻塞了大腦的營養通道，造成血氧含量降低，血液循環不暢，在腦部營養和能量極度消耗的同時又阻礙了營養物質的有效吸收和利用，最終導致「大腦新皮質」與「大腦邊緣系統」和「間腦」之間的平衡關係遭到破壞，腦細胞活力受到抑制，出現資訊流的增大和紊亂等而造成慢性疲勞綜合症。有效地解除腦部疲勞的方法是停止緊張的思維活動，充分休息，使大腦恢復正常狀態後再投入工作。

腦部疲勞的負效應

疲勞者中有許多是腦力勞動者，慢性疲勞綜合症的許多發病因素也與用腦過度有關。人體是一個有機的複雜的系統，大腦的旺盛生長或衰老必將影響全身臟器功能的活動。人在學習思考時，腦血管內血流量大增，使腦獲取更多的氧氣和營養物質，增強腦的功能活動，因而經常用腦可促進腦細胞活動，相應保持各器官生理功能健旺。大腦不用則廢，隨之也加速人的生理衰老，影響生命品質，因此，要注意加強大腦的使用。

緊張的腦力勞動是大腦神經細胞大量耗能的過程，長期用腦過度，使腦內血液黏稠度增高，養分無法供應，腦細胞活力下降，容易形成腦部疲勞。

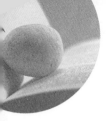

積極的休息方式

以下幾種積極休息的方式值得推薦：

（1）**運動**：運動鍛鍊不僅可以使大腦放鬆，而且透過運動，能促進血液循環，使大腦供血充足。

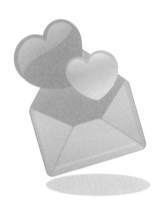

（2）**腦體交替**：在腦力勞動過程中，穿插一定時間的體力活動，如做國民健康操、收拾一下辦公桌、打掃室內衛生等，不僅可以使緊張的大腦放鬆，消除疲勞，而且對提高工作效率也大有幫助。

（3）**換換腦**：從事單一的腦力勞動易出現疲勞，但在工作中穿插另一性質的腦力勞動，如工作間隙讀一讀報紙，對防止腦部疲勞也會有幫助。

保持頭腦年輕的準則

（1）注意年輕時期的學習，這是加速頭腦運轉、鍛鍊理解力和靈巧性的基礎。

（2）退休後要適當看書學習，讓頭腦得到練習的機會。

（3）人到30～40歲時，就要注意營養均衡，特別是維生素對頭腦活動是必要的。

（4）發現異常情況，要及時找醫師診治，並聽從醫囑。

（5）注意抑鬱症，特別是性格內向、嚴肅的人，要注意預防抑鬱病，以免喪失頭腦活動能力。

（6）睡眠是頭腦老化的晴雨計，消除頭腦部疲勞的最好方法就是

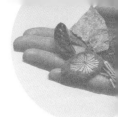

維持足夠的睡眠。

（7）音樂、散步、運動等，都具有調節頭腦的作用，可以選擇其中之一來調節自己的頭腦。

（8）手腕的活動對頭腦有利，如寫字、繪畫、編織和其他手工藝等手腕的活動，可刺激大腦運動。

（9）要繼續保持自己的好奇心。

（10）老年人要與各種年齡層次的人交往，特別和年輕人的接觸，這可以使自己也變得年輕。

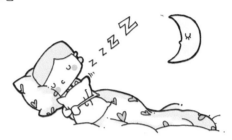

小叮嚀

緊張的工作後，特別是長時間的腦力勞動後，欣賞一些平和、舒緩、令人愉悅的古典音樂或輕音樂也不失為一種好辦法。

妙招 97 沐浴也能消除疲勞

沐浴不但可清潔身體，還可促進全身細胞的新陳代謝，提高內分泌腺的機能，亦可消除神經緊張和疲勞。

溫水浴

睡前溫水浴有鎮靜作用，可以消除疲勞，促進安眠，對改善慢性

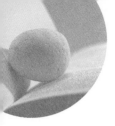

疲勞綜合症的症狀有幫助。洗澡水的溫度以40℃為宜，太熱易使皮脂脫落過多；入浴的時間以10分鐘最適合，至於一天入浴的次數，因生活狀態和環境而不同，但每天可以入浴1次。沐浴時，水對人體表面的穴位有溫熱效應和刺激作用，透過經絡穴位的相互傳播而使全身乃至內臟器官的微血管擴張，血液循環的加速及周圍皮膚供血的暫時增多，大腦處於相對供血較少的狀態，因此產生昏昏欲睡的助眠作用。

疲勞、倦怠時可以泡溫水浴，這不僅是為了清潔身體，而且可以促進血液循環，排除二氧化碳和廢物。泡溫水澡還可興奮副交感神經，放鬆全身，消除疲勞，有助於安然入睡。但是，42℃以上的水溫，可使交感神經興奮，反而引起疲勞，不易入睡。在暑熱季節，熱水可使出汗更多，導致疲勞。與體溫相近的溫水浴更有利於人體健康，一般認為，夏季38℃、冬季40℃為消除疲勞最佳溫度。

由於水有阻力存在，在浴缸中活動身體，可使相應部位肌肉得到鍛鍊：平時活動不多的部位可進行較大幅度的運動以達到鍛鍊目的。身體的運動更加促進血液循環，這也可以消除疲勞，改善乏力症狀。故泡溫水浴時可做下列伸展運動：①手脖、肘、腕和肩的運動：利用水的阻力，雙膝做有節奏的運動，手從後向前划水；②腹肌運動：雙手後撐，腳做上、下運動；③小腿、膝、腹肌運動：雙手後撐，雙腳踢水狀上、下運動；④背肌運動：雙手扶浴缸，雙膝著浴缸底，上身挺向上方；⑤手腕、肩的運動：伸出一隻腳坐下，雙手前伸，手腕上、下波浪狀運動；左、右腳交互伸出；⑥手腕、

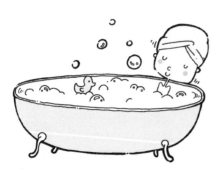

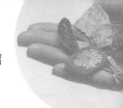

肘、腕、肩、腰的運動：屈膝，雙手同一方向往後划水，左、右交互，幅度逐漸加大。⑦肩部酸痛時的運動：頭部前後、左右、左旋右旋，肩部上下運動，屈膝做肩部回轉，雙手挽住的伸展運動等。利用水的阻力活動身體，使身心愉悅，消除疲勞。

冷水浴

冷水浴能提高人體對寒冷的適應能力，增強呼吸系統的功能，減少呼吸道疾病的發生。冷水浴刺激全身血管的運動，會使中樞神經的調節能力增強，防止腦細胞的衰老；能增強胃腸蠕動，有利於消化，增進食欲。長期維持冷水浴鍛鍊，可增強心血管的功能，減少膽固醇的沉積，可有效地預防高血壓、冠心病等的發生。

洗冷水浴的方法很多，有冷水浴面法、冷水擦身法、冷水浴足法、冷水淋浴法及冷水浸浴法等，可因人而異選擇。冷水浴應從夏天開始，終年不斷。夏季的水溫和氣溫是人體能夠適應的，人們也樂於接受，冬天能否持續，關鍵在於秋天。立秋後氣溫逐漸下降。至晚秋，水溫和氣溫都進一步下降，這時如能堅持不懈，使人體的抗寒能力增強，慢慢適應寒冷的刺激，就能順利地進入冬天。冷水浴注意的是：沐浴完畢一定要擦乾，對於患有嚴重高血壓、冠心病、急性肝炎、肺結核、風濕性關節炎、坐骨神經痛及高熱時，不宜進行冷水浴。酒後、飽腹、空腹、劇烈運動或極度疲勞後，均不宜冷水浴。婦女經期、孕期、產期應暫停冷水浴。

森林浴

森林除能調節氣溫、濕度外，還可影響當地的風速與降雨量，創

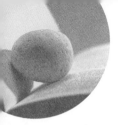

造當地風調雨順的氣候，讓人備感舒適。走進森林，投身於大自然的懷抱，這是人的天性。遠離喧囂的都市，到森林裡走一走，空氣中高深有度的負離子不僅能調節神經系統，而且可以促進胃腸消化，加深肺部的呼吸，在體力、腦力、心理等各方面產生良好的調節作用。

森林浴帶領人們重返森林，把人體交付給大自然，沉浸在廣大的綠色林海中，享受樹林發散的天然芳香，傾聽水聲鳥語、松濤蟲鳴，使人們的視、聽、嗅、觸覺及心靈達到徹底的洗滌，心緒恢復原來的步調，疲勞和病痛頓除，身心舒爽。森林浴廣受現代人喜愛，其魅力與原因也就在此。

小叮嚀

冷水浴時，應從四肢如雙手、雙腳開始，由下往上拍或沖冷水，讓身體組織能承受冷水的刺激，適應冷水的溫度，避免直接衝擊胸腔，以免過度刺激心臟收縮，導致具有隱性心血管疾病者可能休克甚至死亡。

妙招 98 消除疲勞的生活小竅門

生活中有許多小竅門也可以消除疲勞，不妨試試。

閉目養神消除疲勞

打盹是老年人的正常生理需求之一，是積蓄精力和體力的健康

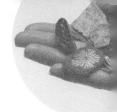

之道。老年人夜間睡眠時間顯著減少，易醒而夢多，故老年人的有效睡眠時間更少。閉目養神可補充老年人夜間睡眠的不足。故有人稱之為「健康充電」，有益於健康長壽。中、壯年人，甚至青年人也可以採用，尤其是因種種原因暫時夜間睡眠不足或工作強度過大而感到疲憊、困倦者。

（1）學會對意識的自我控制。閉目養神前應排除一切雜念，心要靜，環境也要靜。

（2）坐在沙發、躺椅或床上均可。開始後，雙眼微閉，全身放鬆，呼吸保持均勻，心中可以默唸：「我就要睡了」，但應控制住自己，不是熟睡，而是昏昏欲睡，處於睡眠的準備階段。持續10～30分鐘，不應超過1小時。

（3）初練時，應防止摔跤跌倒，四周不要放鐵器、硬物。

（4）老年人1天閉目養神2次為宜，上、下午各1次，中午午睡半小時左右。

（5）閉目養神結束後，應洗洗臉，梳梳頭，到室外散散步，動靜調合。

靜默消除疲勞

人體身心在靜默之中，精神放鬆，心跳和呼吸頻率變慢，肌肉的緊張度和耗氧量明顯下降，血脂下降，從而改善人體的健康狀況。本法適用於工作緊張的人，對於工作環境較差（噪音、擁擠等不良環境）的工作者，以及血壓偏高的人群更有幫助。選擇一個安靜的環境，坐到一個舒適的位置上，努力排除一切雜念，使自己產生一種要入睡的意向，但記住：千萬不能躺下。閉上雙眼，盡快地使自己安靜

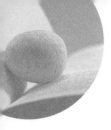

下來。

（1）放鬆全身肌肉，從足部開始向上直至面部。

（2）進行有意識的呼吸，呼氣時默唸「一」字，呼吸時要自然放鬆，保持一定節奏。

（3）持續10分鐘左右時，睜開眼睛，看一下時間（不要使用鬧鐘，須保持安靜），然後再閉目靜坐幾分鐘。

（4）不必為靜默是否成功擔心，應順其自然。當思想分散時，應馬上把注意力集中到「一」上。

（5）每天練習1～2次。什麼時候做根據個人的習慣而定，但不要在飯後2小時內進行，食物消化的過程對此法的效能有妨礙。

（6）此法須注意一個「靜」字，環境要靜，內心更要靜，否則，就不能收到意想的效果。因此，除本人的努力外，還需周圍親人和同事的協助。

用毛巾消除疲勞

用腦較長時間，感到頭昏腦脹、記憶力顯著下降時，應用此法很有幫助。

將一條寬大的毛巾（寬約35公分，長約80公分，厚一些為好）浸在冷水中，拿出來擰乾，備用。

先將衣服脫去，只剩下一條短褲。雙腳分開，直立站正，將精神集中在氣海丹田處（肚臍下邊），自然呼吸。

取來備好的毛巾，擰乾，開始按摩。先從左上臂開始，右手執毛巾進行摩擦。外側從肩的根部至手腕部，內側從腋下至手腕部，由上至下，再由下至上。外側用力強些，往返12次，內側用力弱些，往返8

次。擦畢換手，再擦右臂。接著擦左腿，分大小腿兩段摩擦，先用力強些，往返12次；然後用力弱些，往返8次，然後換腿。接著，坐下擦腳面，從腳腕至腳趾，右手摩擦右腳，左手摩擦左腳，用強力，往返12次。再擦腳心，由腳跟至腳尖，腳心朝上，用力要弱些，往返8次。

腹部摩擦是旋轉式的，順時針方向，先在臍周圍，圈圈越畫越大，漸漸擴大到整個腹部，中等強度，旋轉10圈。然後，壓力漸減，方向逆轉，由畫大圈開始，漸漸縮小至在肚臍周圍畫小圈，也是10圈。

胸部是由上至下按摩，用力要弱，為8次。後背的摩擦與洗澡時自己擦後背時一樣，從右肩附近漸漸轉移到臀部附近，用力要強，往返12次，然後換手，再從左肩附近開始，漸漸轉移到臀部附近。

最後摩擦頸部。這一處很重要，頸後有3個重要的經穴，可以啟動大腦，興奮神經。把毛巾的正中部分搭在頸後，雙手分別拉住毛巾兩端，左右交替拉動，摩擦頸後。從上部開始，一邊左右摩擦，一邊向下移動，用力要強，往返12次。

如長期持續，還能強健身體，預防感冒。

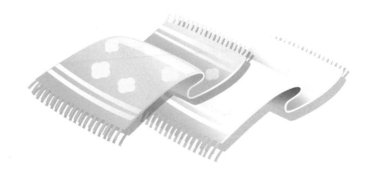

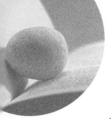

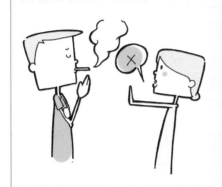

小叮嚀

疲乏時，吸上一支菸，能使疲勞的程度暫時減輕。原因是人體疲勞時肌肉和血液裡有較多的乳酸，菸草中的菸鹼是一種鹼性物質，可以中和掉一部分乳酸。同時，菸鹼進入人體，會引起腎上腺素分泌增加，血糖增高，使人精神振奮。但是，菸鹼對人體各重要器官（心、腦、肺、肝、胃等）有相當大的毒害作用，長期吸菸對身體不利。因此，透過吸菸來解乏並不可取。

妙招 99 緩解視覺疲勞的小竅門

每個人都可以自己判斷是否患有視覺疲勞，即頭痛、流淚、眼刺痛、視物模糊、複視、眼痛、畏光、眨眼、噁心、眼沉重10個症狀中有兩個或兩個以上者，即可判斷其患有視覺疲勞。如有視覺疲勞表現，可用下列方法來緩解。

一杯菊花茶

菊花具有養肝清火明目之功效，感到眼睛疲勞時，可以沏上一杯熱氣騰騰的菊花茶，伏在杯口上用菊花茶的蒸汽熏眼，很快即可消除

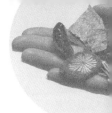

眼球疲勞。菊花的清香還可以在一定程度上緩解頭昏、頭痛，使你隨時保持清醒的頭腦、雙目的清亮。

閉目放鬆

靜心閉目片刻，以兩掌輕捂雙眼，兩肘支撐在桌子邊緣，全身肌肉盡量放松，30秒鐘後，睜眼閃眨多次。每日做3～5次。此法能明顯改善視力，特別適用於經常閱讀和寫作的人。

養目

平時注意飲食均衡，做到粗細搭配、葷素搭配，維持微量元素和維生素的補充，多吃新鮮蔬菜、水果以及海產等，少吃糖果及甜食。

極目

早晨在空氣清新的地方，自然站立，兩眼先平視遠處的一個目標，再慢慢將視線收回，到距眼睛35公分的距離時，再將視線由近而遠轉移到原來的目標上。如此反覆數次，然後再進行深呼吸運動，對調節眼功能有一定好處。

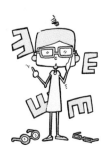

熨目

每天早晨或睡前，取坐姿或立姿，閉目，兩手掌快速摩擦至發燙，然後迅速按撫於雙眼上，這時眼睛會感到有一股暖流。如此反覆數次，可通經活絡，改善眼部血液循環。

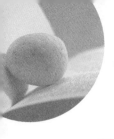
浴目

以熱水、熱毛巾或蒸汽熏浴雙眼，每天1～2次，每次5分鐘左右。也可配合洗臉、喝熱水時進行。

運目

站立於窗前，順時針方向或逆時針方向依序注視窗戶的上、下、左、右四個窗角，可舒筋活絡，運轉眼球，改善視力，每日早晚各做5～10分鐘。

小叮嚀

辦公室內通常空間狹小、人員密集，在牆上掛一面大鏡子，依靠鏡子的反射原理，可從視覺上增加房間的通透性，拓寬人的視覺範圍，從而產生緩解壓力的作用。

安裝鏡子時還要注意以下幾點：①最好選擇面對窗戶的地方，這樣可以增加室內的明亮度。②在鏡子能夠反射到的地方擺放綠色植物，在一定程度上也會緩解視覺疲勞。③最好選用平整度好、反射塗層均勻的鏡子，否則會造成反射光線變形，反而增加視覺疲勞。④鏡子不宜過薄；要避免裝在容易碰撞到的地方；此外，最好和辦公室的裝修風格協調統一。

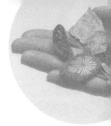

妙招
100 不同人群的抗疲勞方法

不同人群的抗疲勞方法有所不同，應根據自身情況選擇合適的抗疲勞方法。

腦力勞動者

在持續用腦1～2小時，出現腦力疲勞的信號：思路混沌，或脹目感，或出現理解力、記憶力下降時，應立即暫停用腦，放下手裡的工作，在室內踱步，或到戶外活動幾分鐘。當思路變得清晰之後，再恢復剛才的腦力活動。條件允許者可以每隔1～2小時，變換一下腦力活動的內容或方式。

要注意用腦的環境。空氣污濁、供氧不足或環境嘈雜時，容易產生腦力疲勞。因此，應保持工作環境的清潔、寧靜和空氣清新。

下班到家後，最好先坐在沙發上靜坐一小會兒，舒展四肢，閉目養神，然後再開始烹飪或做家務。晚飯後應以輕度體力活動為主，如散步、打羽毛球、打太極拳、練氣功等。這是由於腦力勞動者白天體力活動過少，肌肉處於「饑餓」狀態，極需在晚上（或清晨）進行補償。一般說來，每天至少進行半小時的體育鍛鍊。適度的體育鍛鍊對於腦力勞動者來說，也是一種很好的「腦力休息」。晚上，也可以看看電視，但盡量不要選擇情節緊張、場面驚險的影片，以輕鬆、抒情的影片為佳，特別是看的時候精力不要高度集中，持續時間不宜超過2小時，每看1小時左右，應該到戶外活動一下四肢，休息幾分鐘。另外，也可根據自己的愛好，聽聽音樂，練練書法或繪畫，看看小說，但時間不宜安排過緊。最好按時就寢。

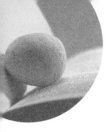

體力勞動者

體力勞動者要善於利用工間和午間休息時間，即在疲勞程度較輕的情況下消除或緩解一下疲勞。如果一個人卯足幹勁連續工作1個小時，休息20分鐘就可以消除疲勞；而連續工作2個小時，則需休息60分鐘；連續工作3個小時，休息90分鐘也不能使疲勞消除。而且，連續長時間或高強度的重體力勞動，還會造成肌肉纖維的損傷，影響健康。

有些連續性工種，操作者不能離開現場。這就要根據實際情況靈活變通，既不耽誤工作，又能適當休息，學會「忙裡偷閒」。比如，在去廁所的途中，伸伸懶腰，深吸幾口新鮮空氣，踢踢腿腳等等，都是休息。

午飯後，最好找一個合適的地方，躺在床上或坐在椅子上閉目養神、舒展身體，若能小睡一會兒，就更好了。當然，也可以與同事們下盤棋、玩玩撲克牌或聽一段輕鬆的音樂。在下午工作時，也應留有餘地，適當休息，以免下班時筋疲力盡。

晚上下班到家，對於體力勞動者來說，第一件事應該是坐到沙發上，舒舒服服地休息一會兒。這時候，腦子裡什麼也不要想，不要到家就問長問短，或馬上走進廚房忙著烹調。這時，可以休息10分鐘左右再開始做家務。晚飯後不要急於去散步。據最新研究成果顯示，飯後應該先坐一會兒或躺一會兒，以利於消化。否則，會使消化道供血不足，對健康不利。

晚上應該根據當日疲勞程度來安排活動。最好再洗上一個熱水澡。

長時間駕車者

為了保持充沛的精力，司機應該盡量生活規律化，按時休息。晚上看電視時間不宜過久，一般不要超過2小時。白天開了一天車，視力疲

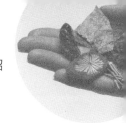

勞，晚上接著看電視，不僅使眼睛得不到休息，還會加重視力疲勞。

為了保護視力，司機平時應避免在強烈的陽光下看書，多吃一些富含維生素A、維生素D和優質蛋白質的食品，如動物肝、腎、瘦肉、魚和大豆製品等。司機在工作之餘可參加有益身心的藝文或體育活動，既得到了很好的休息，又豐富了生活，使精神愉快，以提高工作效率和保障行車安全。最後，司機應利用工作的空檔時間讓眼睛休息，保護視力。如在中途停車時，司機不要東張西望，應坐在座位上閉目養神，幾分鐘後再張開，向遠方的藍天白雲凝視，也可眺望綠色樹木。有些司機有利用開車空檔時間看小說的習慣，一看就是好幾個小時，書本和雜誌字跡小而模糊，看起來十分吃力。這樣看書會加重視力疲勞，實在不可取。

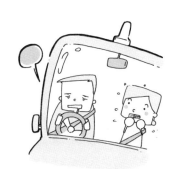

小叮嚀

夜班工作對人體的消耗較白天工作大，同時可能食慾減退，因此，要特別注意飲食搭配。食物應富有營養，蛋白質、碳水化合物、維生素含量應高一些，同時講究烹飪技巧，飯菜最好能色香味俱全。夜間工作環境較暗，容易視力疲勞，應多吃含維生素A的食物，如深色新鮮蔬菜、胡蘿蔔等。豐富的精神生活可以陶冶人們的性情，使人精神振奮、心情愉快。三班制的職工要善於調節休閒生活，充實自己，利用有限的空閒時間，進行有益身心的休閒活動。否則，除了睡覺之外，什麼活動也不參加，什麼愛好也沒有，生活枯燥無味，會對三班制的生活產生厭倦感，這種消極情緒對工作和健康會產生有害的影響。

國家圖書館出版品預行編目資料

你不可不知的對抗疲勞100招 / 季昌群、謝英彪
作. -- 初版. -- 新北市：華志文化，2013.12
面；　公分. --（健康養生小百科；20）

ISBN 978-986-5936-60-0（平裝）

1. 健康法　2. 疲勞

411.1　　　　　　　　　　　　　　　　　102021978

系列／健康養生小百科 0 2 0

書名／你不可不知的對抗疲勞一〇〇招

華志文化事業有限公司

主　　　編　季昌群、謝英彪

執行編輯　林雅婷

美術編輯　黃美惠

文字校對　陳麗鳳

企劃執行　康敏才

總編輯　黃志中

社　　　長　楊凱翔

出版者　華志文化事業有限公司

電子信箱　huachihbook@yahoo.com.tw

地　　　址　116 台北市文山區興隆路四段九十六巷三弄六號四樓

電　　　話　02-22341779

印製排版　辰皓國際出版製作有限公司

傳　　　真　02-22451479

電　　　話　02-22451480

地　　　址　235 新北市中和區中山路二段三五二號二樓

總經銷商　旭昇圖書有限公司

郵政劃撥　戶名：旭昇圖書有限公司（帳號：12935041）

電子信箱　s1686688@ms31.hinet.net

出版日期　西元二〇一三年十二月初版第一刷

售　　　價　二八〇元

版權所有　禁止翻印

本書由江蘇科技出版社獨家授權華志出版

Printed in Taiwan

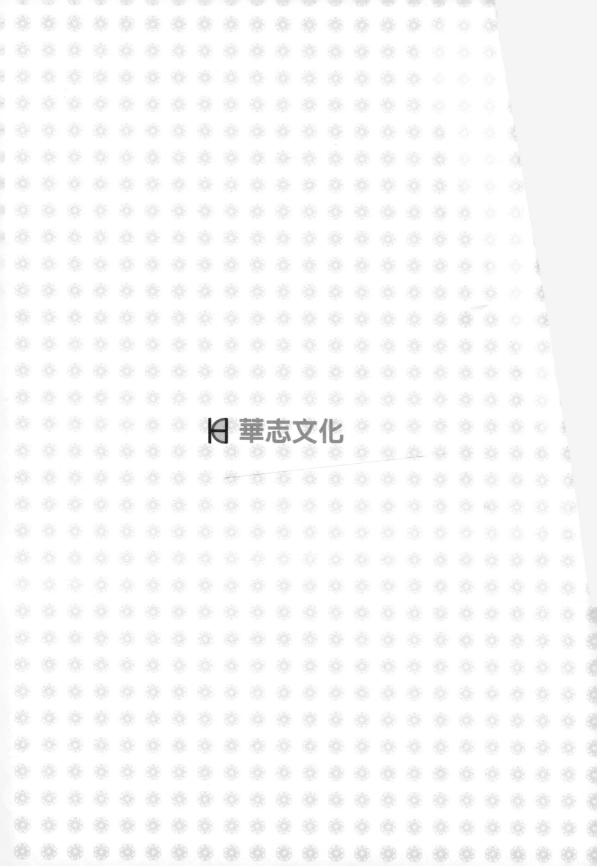
華志文化

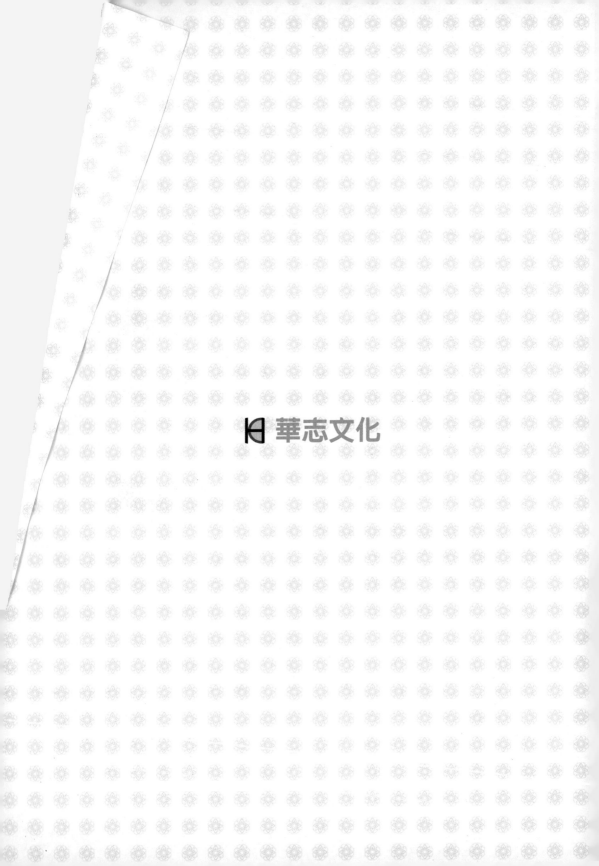
華志文化